W0185817

LES POUVOIRS EXTRAORDINAIRES DU REIN

DU MÊME AUTEUR

Choisissez votre destin génétique, Fayard, 2018

Pr Gilbert Deray

Les pouvoirs extraordinaires du rein

Fayard

Couverture Le Petit Atelier
Dessins couverture et intérieur © Marion Dubois

ISBN : 978-2-213-71322-9
Dépôt légal : octobre 2019
© Librairie Arthème Fayard, 2019

À Denise et Robert
À Claude Jacobs

La multitude qui ne se réduit pas à l'unité est confusion ; l'unité qui ne dépend pas de la multitude est tyrannie.

Blaise PASCAL

Sommaire

Avant-propos

Août 1984, mon internat en médecine est terminé, et un poste de chef de clinique m'attend dans le service de néphrologie de l'hôpital de la Pitié-Salpêtrière à Paris. J'ai décidé de m'offrir une année de recherche aux États-Unis. Je vais poser mes valises et mes rêves à Nashville, petite ville verdoyante et très calme de 800 000 habitants, située au centre du pays et du Tennessee, surtout connue pour abriter l'âme de la *country music*.

C'est une année primordiale, qui marquera ma vie, je vais la passer au département de pharmacologie clinique, dans la très prestigieuse université de Vanderbilt, dont les bâtiments neufs de brique rouge vibrent de l'énergie de ces centaines de jeunes chercheurs étrangers qui, comme moi, sont venus chercher l'aventure scientifique et humaine.

Octobre 1985, de retour à Paris, je commence mes fonctions de chef de clinique dans le service de néphrologie (maladies rénales), au pavillon Gaston-Cordier, un bâtiment gris, sans âme, dans l'enceinte de l'hôpital de la Pitié-Salpêtrière.

Plus de trente ans plus tard, j'exerce toujours dans ce département dont j'ai pris la direction en 1998.

C'est une vie que je vais consacrer au service des patients par l'étude et la protection d'un organe exceptionnel et à propos duquel je ne vais cesser d'apprendre au fil des années : le rein. Pour ce livre, je l'ai baptisé Valentin.

Je vous propose de rendre sa juste place à cet organe méconnu et sous-estimé, il est la clé de notre santé et de notre avenir.

Prologue

Je m'appelle Valentin, je suis un modeste rein de 11 cm et 150 grammes.

Ignoré, négligé, je suis connu pour être celui qui fabrique l'urine dans le corps humain.

Alors que mes amis – le cerveau et le cœur – sont des organes « nobles », moi, on m'appelle le « haricot », le « rognon », au mieux une « légumineuse ». Depuis des siècles, cette réputation peu glorieuse m'afflige. Il est temps de sauver mon honneur, et surtout de rétablir la vérité.

Non, je ne suis pas un simple filtre passif du sang qui fabrique de l'urine !

Véritable condensé de pouvoirs extraordinaires, j'organise 24 heures sur 24 et 7 jours sur 7 l'élimination des déchets, la stabilité de la composition du sang, le contrôle de la tension artérielle, la fabrication des globules rouges, l'activation de la vitamine D et la calcification des os !

Me garder en bonne santé est vital, sans moi pas de vie possible !

Voici mon histoire.

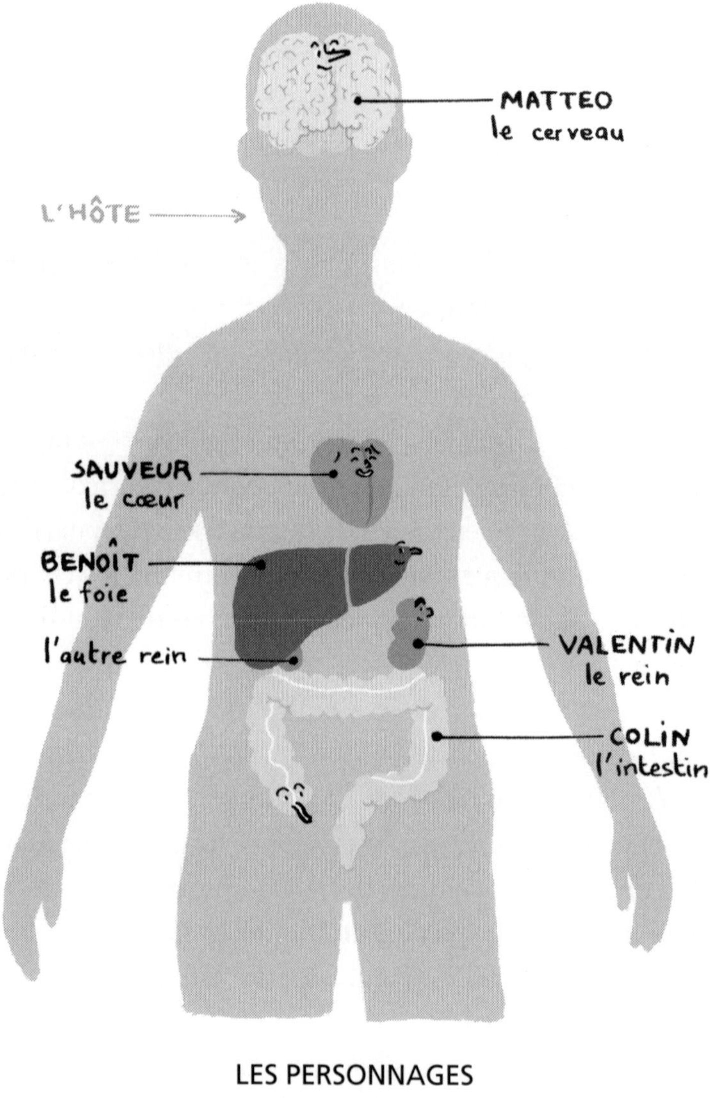

LES PERSONNAGES
PRINCIPAUX

I

Mon arrivée dans le monde des humains

Au biologiste, la naissance d'une âme apparaîtrait encore plus incompréhensible que sa survie.

Jean ROSTAND

7 août 1953, 22 h 12
Formation de mon humain

Tout a commencé par la rencontre fusionnelle d'un spermatozoïde véloce et d'un ovule intelligent.

Ils sont 500 millions de spermatozoïdes tout excités, des X et des Y, qui, dans un râle orgasmique pas très contrôlé, sont expulsés dans le vagin à la vitesse de 50 km/h. Fin d'un intense instant de plaisir partagé et début d'une course de vitesse pour rejoindre, dans l'une des deux trompes de Fallope[1], un ovule de 0,12 mm (1/10e de la taille d'un cheveu très fin !).

Un seul spermatozoïde sera autorisé par l'ovule à passer sa porte cellulaire[2] et à rentrer. Il porte en lui,

1. Ce sont deux conduits symétriques qui relient chaque ovaire à l'utérus.

2. Un seul spermatozoïde peut pénétrer dans l'ovule, sauf pour les grossesses gémellaires homozygotes. Cela signifie alors un seul ovule

sur une surface de seulement 0,05 mm, le patrimoine qui sera associé à celui de l'ovule, 23 chromosomes chacun, dans le mystère de la fécondation.

Ces deux gamètes[1], l'ovule et le spermatozoïde, vont fusionner et donner naissance à un œuf, qui va migrer et se nicher dans l'utérus. Là commence l'aventure la plus extraordinaire de l'histoire de l'humanité, celle de LA VIE.

Ma première semaine de vie intra utérine

C'est le néant, je n'existe pas encore, aucun organe dans cet embryon de 0,4 mm qui deviendra « mon humain », je l'appellerai ainsi ou « mon hôte », ne peut être reconnu. Nous faisons partie, nous, les organes, d'un ensemble de quelques cellules qui vont se multiplier de façon exponentielle, une promesse exceptionnelle.

Deuxième mois, le visage de mon humain en devenir commence à prendre forme, ses yeux, son nez, sa bouche et ses oreilles apparaissent. C'est l'éveil des sens :

et deux spermatozoïdes qui vont donner naissance à de vrais jumeaux. Pour les faux jumeaux, ce sont deux spermatozoïdes qui vont féconder deux ovules.

1. Cellule reproductrice, mâle ou femelle, dont le noyau ne contient qu'un seul chromosome de chaque paire et qui s'unit au gamète de sexe opposé (fécondation) pour donner naissance à un œuf (zygote).

l'odorat, la vue, l'audition et les premiers mouvements mais qui sont imperceptibles.

Mes compagnons : Benoît, le foie, et Matteo, le cerveau, sont reconnaissables, mais ils ne fonctionnent pas encore dans cet embryon[1] de 3 grammes.

Pour ma part, je suis une ébauche de rein, on m'appelle le « mésonéphros ». Joli nom, mais je ne sers à rien. Notre vie aquatique a commencé depuis peu et, pour le reste de la grossesse, nous serons protégés et réchauffés par le liquide amniotique qui nous abrite.

Quatrième mois : l'embryon est devenu un fœtus[2] de 14 cm qui pèse 110 grammes. Désormais, nous tous, les organes, sommes bien reconnaissables et fonctionnels. Mon nouveau nom est le « métanéphros », je suis un bébé rein de 1,5 cm qui fabrique deux verres d'urine chaque jour et les déverse dans le liquide amniotique. Ces urines remplacent les fluides que le fœtus, mon futur humain, avale à grandes goulées. Je n'exerce pas encore mon travail d'élimination des déchets. Ceux-ci, pour le temps de la grossesse, sont transférés, par le cordon ombilical, dans le sang de la future maman, puis éliminés dans ses urines.

1. Être humain pendant les 8 premières semaines de son développement à l'intérieur de l'utérus, ou en éprouvette puis dans l'utérus lors de la fécondation in vitro.

2. Le fœtus est le produit de la reproduction, à partir du troisième mois de la grossesse. Avant cette période, c'est un embryon.

Sixième mois : je mesure 2 cm, la moitié de la taille d'un œuf de pigeon. Pimpant, avec ma silhouette de haricot, centré sur l'artère rénale qui m'apporte le sang, je suis complétement formé, un vrai rein ! Une mécanique de précision exceptionnelle, indispensable à la vie, que je crois éternelle et figée dans un environnement aqueux au sein du sac amniotique intra-utérin.

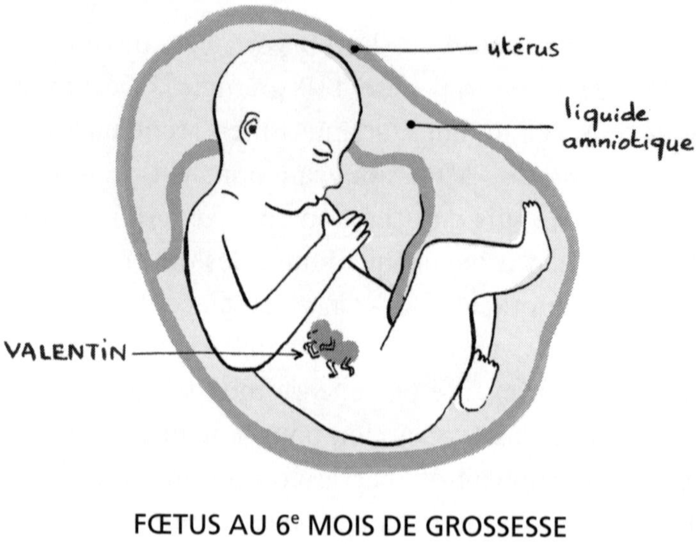

FŒTUS AU 6e MOIS DE GROSSESSE

4 avril 1954
Maternité Dou Souleù, Saint-Rémy-de-Provence

Fin du neuvième mois : pour mon humain, c'est le grand jour, la délivrance et le premier contact avec le monde extérieur, Je trouve ça assez brutal et très bruyant.

Je suis encore petit et frêle, 4,5 cm et 50 grammes, mais en pleine forme, confortablement installé à gauche de la colonne vertébrale, derrière Agathe la rate. Mon jumeau est au même niveau, mais à droite de la colonne vertébrale, derrière Benoît le foie. Nous, les reins, sauf exception à la naissance nous sommes toujours deux. D'autres n'ont pas ma chance, ils n'ont pas de jumeau, parfois ils sont malformés dès la naissance ou porteurs d'une anomalie génétique qui va au cours des années les abîmer de façon inexorable.

Mon urine coule dans le vide, c'est étrange. Mon humain, ce petit d'homme tout juste né, mesure 53 cm et pèse 3,6 kg, il me protège du monde alentour, et je me sens bien chez lui avec tous mes camarades autour : Benoît, Colin, Sauveur, et Matteo. En réalité, nous sommes bien plus nombreux, Agathe la rate, Magnus l'utérus, Jessie la vessie, Mathis, le pénis, les frères Simmons les poumons, et tous les autres. Mais je ne pourrais en quelques lignes vous parler de leur vie et, très égoïstement, je vais surtout vous raconter mon histoire.

Quel vacarme, mon humain braille et émet des sons bizarres, alors qu'il était si silencieux dans notre milieu aquatique. Sauveur le coeur bat la chamade, 120 pulsations par minute. Colin gargouille, il se plaint déjà d'être vide et réclame à manger, et Matteo le cerveau cherche à comprendre la fureur des sons, des lumières et des odeurs une sarabande de nouvelles informations. Seul Benoît est déjà concentré dans son travail d'usine principale de production des protéines et de nettoyage des déchets.

Et moi bien sûr, avec mon jumeau, le rein droit, nul besoin d'apprentissage, nous avons déjà commencé à transférer les déchets du sang de notre humain dans les urines pour qu'ils soient éliminés. Discrets, très efficaces et en étroite connexion avec nos amis les autres organes, nous allons assurer le fonctionnement de ce corps qui nous héberge et que nous allons aider à grandir.

II

Appelez-moi *Monsieur* Valentin !

Quand un arbre tombe, on l'entend,
quand la forêt pousse, le silence.

Proverbe africain

On me ramène trop souvent à mon allure ridicule de légumineuse consommable – n'oubliez pas qu'on m'appelle aussi « rognon » ! – on ne sait pas vraiment que je suis un concentré de mécanismes complexes qui permettent de garder mon humain en vie et en bonne santé. Pas très modeste comme propos, mais, pour une fois que je me mets en avant, mes amis les « organes nobles », Sauveur et Matteo, ne m'en voudront pas.

J'assure la propreté et la stabilité de la composition du sang et, grâce à mes hormones, également le contrôle, de la tension artérielle, de la fabrication des globules rouges et de la calcification des os.

Appelez-moi *Monsieur* Valentin !

Avec Benoît le foie et mon frère jumeau, le rein droit, nous assurons la propreté d'un gigantesque fleuve de sang qui parcourt les 100 000 kilomètres de veines et d'artères[1] de mon humain afin de nourrir et recueillir les déchets des 100 000 milliards de cellules du corps.

Commençons par ce qui est le plus connu : je nettoie le sang de ses impuretés

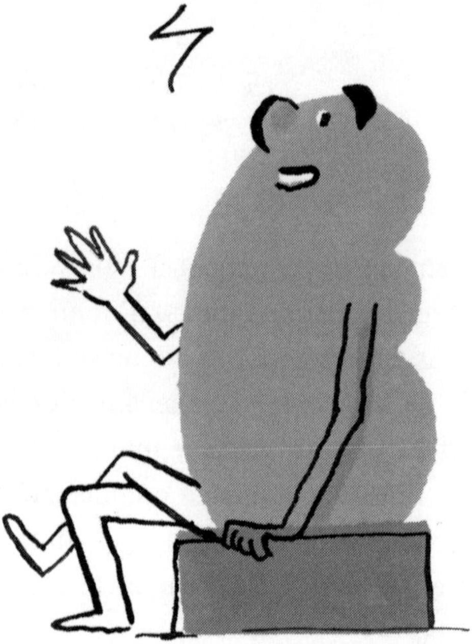

1. Mis bout à bout, les veines et artères représentent une longueur de 100 000 km, soit 15 fois la longueur du fleuve Amazone !

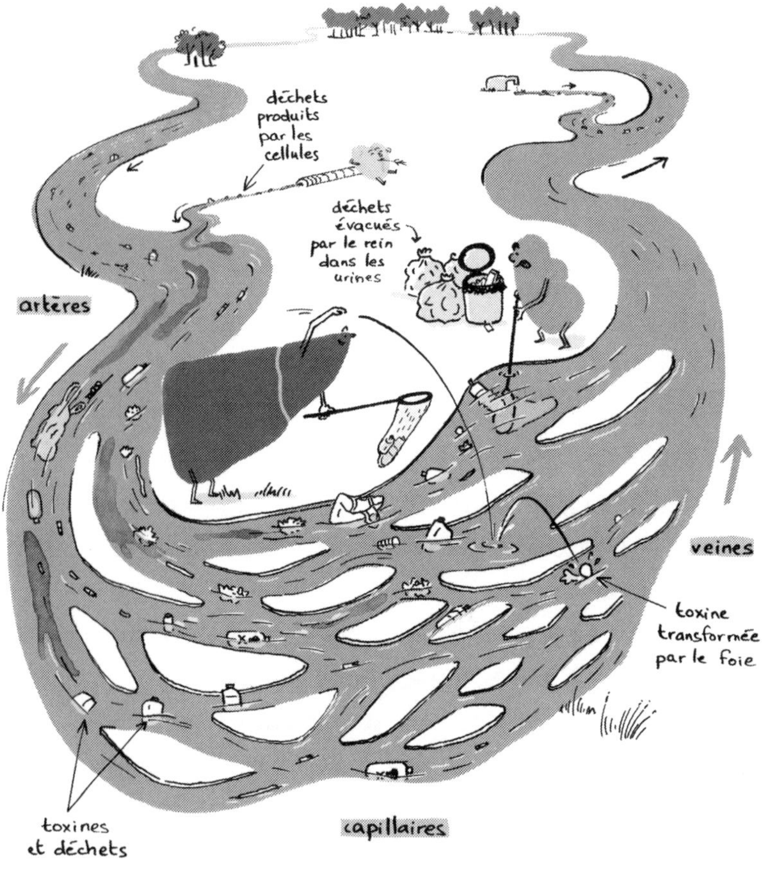

UN FLEUVE DE SANG

Ma première mission, je vous l'ai dit, est donc de purifier le sang de mon hôte, c'est une nécessité, au même titre que les humains doivent régulièrement se débarrasser de leurs ordures ménagères s'ils ne veulent pas vivre dans une odeur pestilentielle et empoisonner leur habitation. Mais, alors qu'ils font la démarche de mettre leurs ordures dans des sacs-poubelles et de les sortir plusieurs fois par semaine pour qu'elles soient ramassées, nous devons, nous, petits reins infatigables, tout organiser pour que le nettoyage du sang se fasse automatiquement et cela 24 heures sur 24, sans que les humains aient même à y penser. Il ne serait pas possible d'attendre que des éboueurs du sang passent de temps en temps pour évacuer les déchets, mon humain développerait des maladies et vieillirait très vite. Avec mon pote Benoît, nous sommes les nettoyeurs permanents des toxiques et toxines[1] du sang.

Fiable et costaud, Benoît le foie est logé juste devant mon jumeau, à droite, dans l'abdomen de notre humain. Massif et sûr de lui, avec ses 28 cm et 2,4 kg, c'est le plus grand de tous les organes. Il est très utile, mais aussi très sympa. Il me fait penser à ce grand Shrek, massif et généreux. Et quand il se fait de la bile, lui aussi est tout vert !

1. Une toxine est produite par les cellules du corps lors de leur fonctionnement, par exemple l'urée. Un toxique est apporté de l'extérieur par exemple un pesticide, le plastique ou un aliment dangereux.

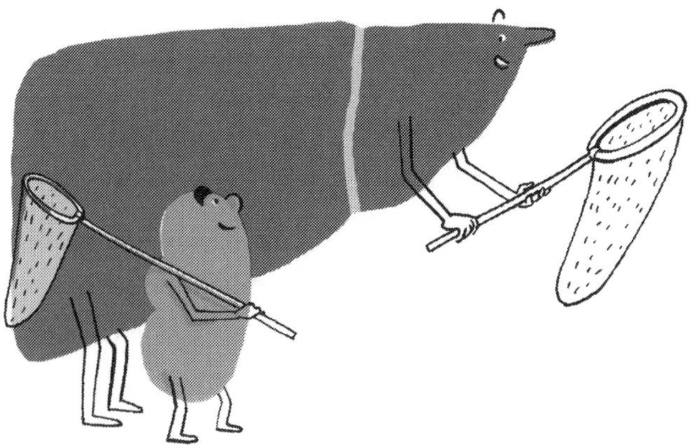

Benoît, mon proche partenaire et ami, est à lui tout seul une usine de haute précision qui fabrique de très nombreuses protéines et rend non toxiques certains déchets et médicaments[1]. Une fois qu'il a fait ce travail de détoxification, il les transporte dans la bile et le sang pour qu'ils soient éliminés dans les selles et les urines. Heureusement qu'il est costaud, car c'est aussi un sacré boulot !

J'ai bien grandi, je suis un adulte, mais à côté de Benoît, je reste un gnome : 11 cm, et seulement 150 grammes. Cela n'empêche pas que je sois à part entière responsable[2] de l'épuration du sang que reçois en très grande quantité, 1,2 litre par minute[3] ! Dans

1. Le foie a de très nombreuses fonctions : zone de stockage pour les glucides ; synthèse de très nombreuses protéines ; premier dans l'activation de la vitamine D, la transformation des lipides.

2. Sauf à de rares exceptions, nous naissons et fonctionnons avec deux reins qui font exactement le même travail.

3. Pour les deux reins.

mon secteur, il y a deux fois plus de sang que chez Matteo le cerveau, qui a pourtant un poids dix fois supérieur au mien, ou chez Colin l'intestin, qui fait quatre-vingts fois ma taille. Eh bien, malgré mon petit gabarit, je suis un travailleur de force : chaque jour, je lave 300 fois la totalité du sang disponible de mon hôte, environ 6 litres, soit 1 800 litres par jour !

Je concentre dans les urines que je sécrète les déchets des cellules présents dans le sang, mais aussi les vitamines, des minéraux et l'eau en excès, sans oublier les toxiques extérieurs : médicaments, plastiques, pesticides… je vous dirai plus loin comment tous ces intrus sont arrivés jusque dans l'organisme de mon humain et donc jusqu'à moi. En attendant, je suis vraiment une station d'épuration à moi tout seul !

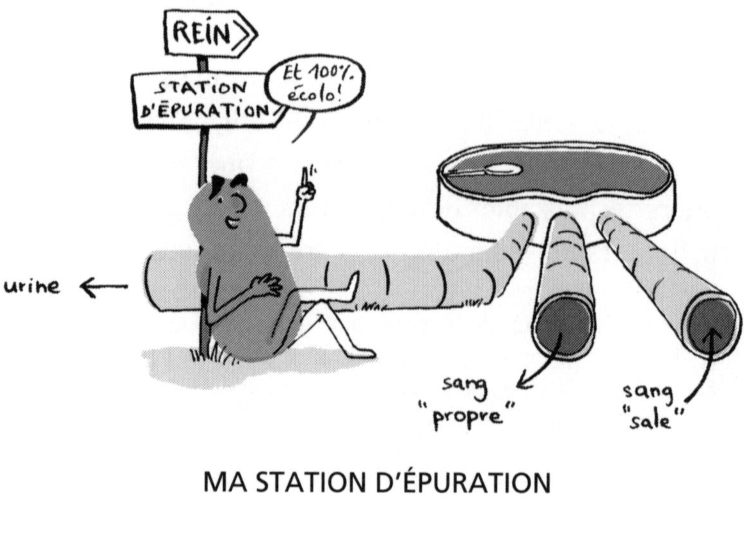

MA STATION D'ÉPURATION

Je vous invite à me suivre pour visiter ma très complexe usine d'épuration du sang. Vous allez voir, c'est passionnant !

Je dois d'abord vous permettre de me géolocaliser, Je suis installé dans le dos de mon hôte, à cheval entre ses deux dernières vertèbres dorsales et sa première vertèbre lombaire, très en arrière, à droite, près de sa colonne vertébrale. Contrairement à ce qu'on croit, mon frère jumeau et moi ne sommes pas placés en bas du dos, mais au milieu, nous encadrons la colonne vertébrale, et c'est très confortable !

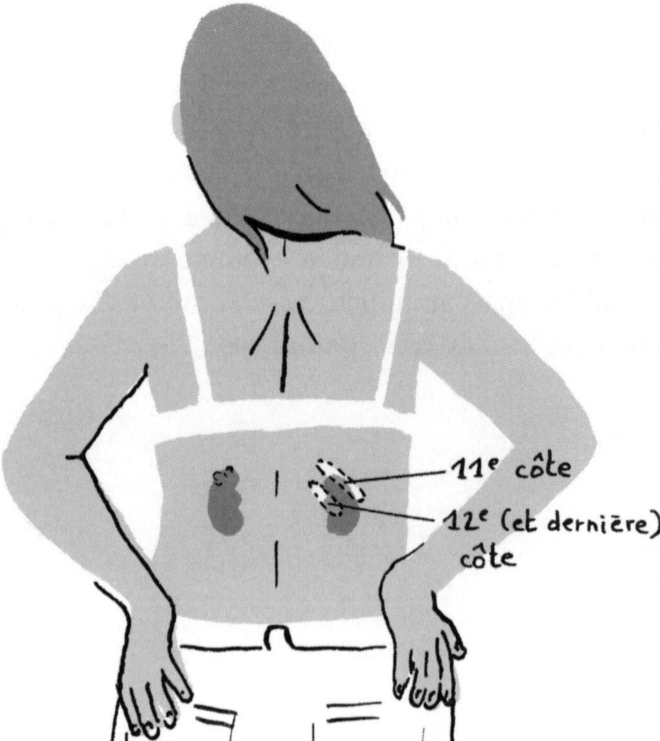

LA POSITION DES REINS

Soyez attentifs, ça se complique un peu. Mon artère rénale va se diviser en de très nombreux segments de plus en plus petits, jusqu'à former un million de minuscules artères qui vont se recroqueviller en pelotes, appelées « glomérules », d'une taille minuscule de 150 microns (0,15 mm). Pour nous, les deux reins, cela signifie deux millions de glomérules qui sont autant d'unités fonctionnelles autonomes pour filtrer le sang. Vous suivez ? C'est comme si nous avions deux millions de reins indépendants ! Lorsqu'une unité est détruite, une autre fera le travail à sa place ! En toute modestie, je suis un exemple parfait de solidarité.

Les parois de ces minuscules artères sont percées de trous minuscules, de 50 à 100 nanomètres de diamètre, c'est le diamètre d'un cheveu divisé par mille, qui vont permettre aux déchets de sortir du sang pour être éliminés dans les urines. Ces détritus sont accompagnés d'une quantité phénoménale d'eau. Chaque minute, 100 ml de liquide sortent du sang, soit 6 litres par heure et 144 litres par jour !

C'est impossible pensez-vous, vous vous dites que j'ai perdu la tête, ce qui serait pour le moins curieux pour un rognon. Il n'y a que 6 litres de sang dans le corps et si vous perdiez une telle quantité de liquide, à la fin de la journée vous ne seriez qu'un petit tas de tissus complètement déshydratés.

Et pourtant c'est vrai ! Et ces 144 litres de liquide doivent être continuellement et rapidement réabsorbés pour être remis dans le sang. Voici comment : ils sont réabsorbés à partir de minuscules tubules creux de 12 mm de long et 50 microns de diamètre (un millionième de mètre !) qui recueillent les fluides qui traversent les trous de mes glomérules[1]. Dans ces tubules, outre la très grande majorité des liquides, tout ce qui est bon pour le corps est réabsorbé et restitué dans le sang.

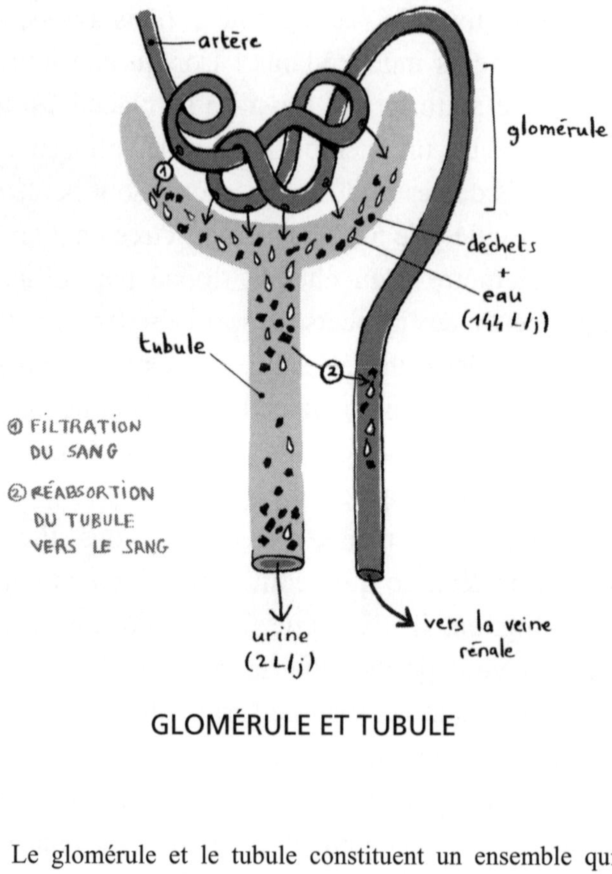

GLOMÉRULE ET TUBULE

1. Le glomérule et le tubule constituent un ensemble qui est l'unité de base fonctionnelle du rein : le néphron.

Mais alors, que fait-on de ce qui n'est pas réabsorbé ? Eh bien tout le reste va se transformer en urine : 1 à 2 litres d'eau par jour, mélangés avec des résidus de médicaments, pesticides, plastiques, urée et minéraux et vitamines en excès. Cette rivière jaune est acheminée, sans aucune autre modification, vers la vessie via l'uretère, un conduit blanc, très souple, de 30 cm.

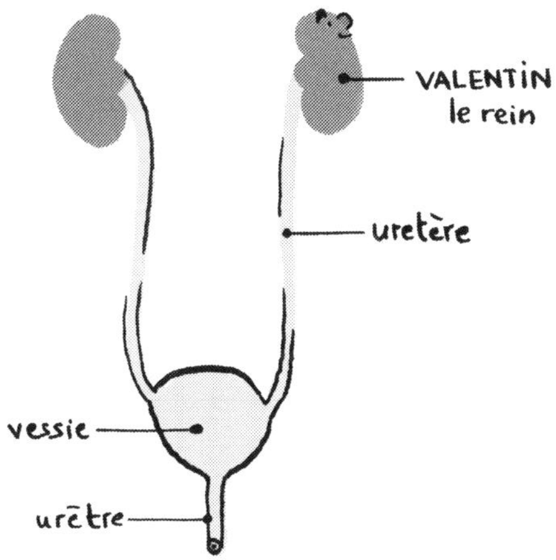

LE SYSTÈME URINAIRE

Cette urine, mon humain la rejette via l'urètre dans les WC en trente secondes, par un insignifiant effort de poussée pelvienne pour les femmes et prostatique pour les hommes. Un vulgaire bruit de chasse d'eau va évacuer en deux secondes la production exceptionnelle de mon travail de très haut niveau vers la sombre profondeur des égouts. Petite tristesse.

Je travaille dur, je l'ai dit, sans interruption, à l'image des stations-service, jour et nuit, 24 h sur 24, 365 jours par an. Pas de problème, j'ai les reins solides, et en plus, j'adore ça ! Je n'ai pas le droit de m'arrêter de filtrer, d'ailleurs ça ne me viendrait même pas à l'idée. Toutefois, contrairement à Matteo et Sauveur, quelques pauses ne posent pas de problème, mais de courte durée, car, au-delà de quelques heures, les toxiques s'accumuleraient et la santé de mon humain commencerait à se détériorer.

C'est le problème de mon ami Marcel, un rein de Marseille, qui a une polykystose, une maladie génétique, des kystes[1] le déforment et l'empêchent de fonctionner normalement ainsi que son jumeau, le plus souvent les maladies rénales abîment les deux reins. Marcel ne filtre plus suffisamment et une dialyse a été commencée pour enlever à sa place les déchets du sang de son humain. Moi, Valentin, j'ai de la chance d'être né sans aucun problème de santé. Mais attention, au cours de notre vie de rein, pour nous non plus la vie n'est pas un long fleuve tranquille, nous sommes agressés par des toxiques extérieurs : pesticides, plastique, pollution et des maladies : diabète, obésité, hypertension, qui détruisent nos minuscules artères, Je vous en reparlerai. Ce qu'il faut savoir, c'est qu'il est possible de nous protéger en vivant

1. Cavités contenant du liquide et qui se forment dans un organe. Un kyste est bénin.

mieux, comme l'illustre le témoignage de Gérard, un ami humain :

« Au printemps 2015, les résultats de mon analyse sanguine indiquent le passage brutal d'une insuffisance rénale légère à une insuffisance rénale sévère.

Depuis le début de cette année 2015, ma tension était déséquilibrée. La teneur élevée d'arsenic dans l'eau du robinet (eau déclarée non potable selon les normes européennes durant de nombreuses années dans le Nivernais !) n'avait pas amélioré la situation. J'étais sujet à des nausées et à une lassitude qui m'avait fait renoncer bien souvent à mes chères promenades en forêt de Vincence ou au bord du canal du Nivernais.

Par ailleurs, mon odeur corporelle avait changé ; elle m'était désagréable et « étrangère ». Cela peut paraître sans importance, mais non, car il s'agit bien d'une transformation de notre identité perçue par l'un de nos cinq sens : l'odorat. Pour mieux comprendre, imaginez-vous une transformation perçue par nos autres sens : la vue ou l'ouïe, lors d'un changement de visage ou de voix à la suite d'un accident. Enfin, il faut que j'accepte désormais la contrainte de ce besoin d'uriner environ toutes les deux heures, jour et nuit. Durant un an, je suis suivi par un néphrologue de ma région : la tension est toujours élevée, malgré le changement de médicaments.

Au printemps 2016, suivant les conseils d'un ami parisien, je prends rendez-vous à l'hôpital de la

Pitié-Salpêtrière. Les prescriptions du professeur Deray sont de trois ordres :

– Nouveaux médicaments pour lutter contre l'hypertension : la tension est enfin contrôlée. Associés à un :

- Régime méditerranéen
- Maintien des activités physiques et intellectuelles, encore faut-il que le corps suive !

La solution est trouvée : une injection mensuelle de MIRCERA[1] (c'est une érythropoïétine, un médicament qui stimule la production des globules rouges) me donne le sursaut juste nécessaire.

Depuis trois ans, le professeur et moi observons un statu quo de la maladie et évitons ainsi les dialyses. Certes, un jour, il y aura une dégradation, on fait en sorte que ce soit le plus tard possible.

En attendant, malgré les désagréments causés par la maladie, je découvre avec étonnement dans ma vie quotidienne des petits riens agréables et éphémères que l'homme pressé ignore. Je savoure ainsi, avec délice, chaque instant de la vie et je partage avec ceux que j'aime cette nouvelle façon de goûter la vie. »

Je reprends mon récit, vous devez quand même vous demander comment la concentration des éléments

1. Une érythropoïétine (EPO) qui permet de faire remonter le niveau des globules rouges et de l'hémoglobine qui sont diminués par l'insuffisance rénale.

du sang peut rester aussi stable[1] alors qu'il reçoit en permanence des quantités astronomiques de détritus et de nutriments.

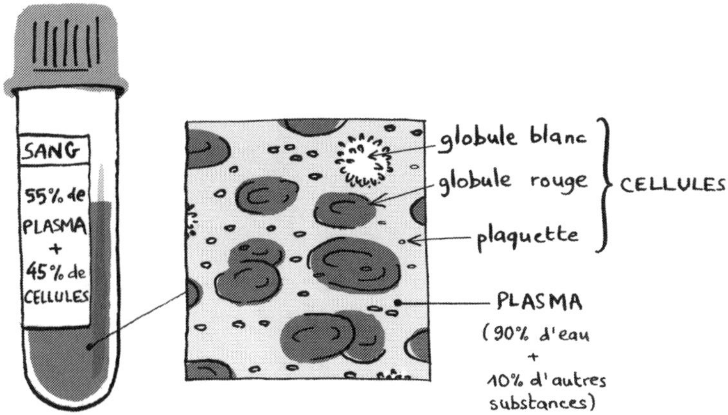

LA COMPOSITION DU SANG

C'est simple : la variabilité de la composition des urines que je produis permet cette constance et c'est le principe de la vie, rester à l'équilibre.

Ainsi, s'il fait très chaud, je vais diminuer drastiquement le volume et la quantité de sodium (sel) de mes urines pour les garder dans le sang et les cellules[2]. Et je ferai l'inverse en cas d'excès d'apport en sel et en eau.

1. Voir l'annexe II pour un descriptif de l'ionogramme urinaire et sanguin.

2. Je peux moduler l'élimination urinaire du sodium (sel) ou du potassium de zéro à plusieurs dizaines de grammes, et le volume de mes urines de 200 cc à plusieurs litres par jour.

Cette modulation très fine de la composition de mes urines est un parcours d'équilibriste pour que mon humain puisse boire, manger et vivre dans des conditions de vie différentes, et sans même y penser.

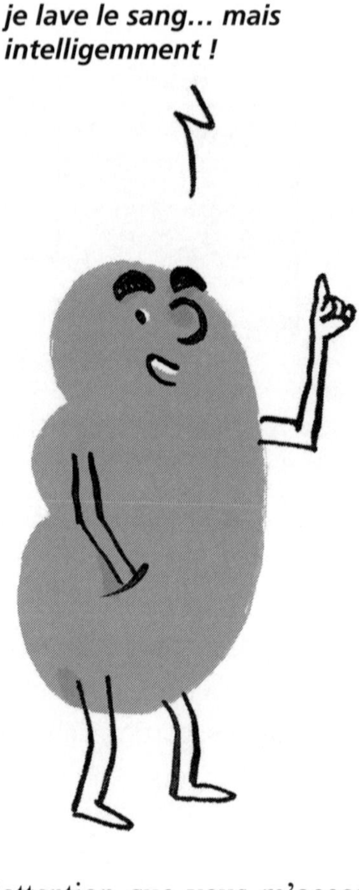

Je profite de l'attention que vous m'accordez pour vous préciser quand même que je ne suis pas un simple filtre, une passoire, un adoucisseur, un crible, un buvard, une étamine… Non, j'ai le sens des responsabilités, je choisis ce qu'il faut éliminer en fonction des besoins du corps et de l'environnement de mon humain, eh oui, je suis aussi intelligent ! Je n'ai pas de neurones, contrairement à Matteo, Colin et même Sauveur[1], mais mes actions sont toujours coordonnées avec eux.

Un excès de sel !

Aujourd'hui, c'est jour de fête, nous fêtons nos 25 ans. Sauveur, Matteo, Benoît, Colin et moi sommes tous nés le même jour ! Nous sommes au sommet de notre existence en bonne santé. La vie est belle !

Au menu : des olives, une anchoïade, de l'houmous, une ratatouille et un plateau de fromages, le tout accompagné d'un rosé de Provence, et, pour finir une coupe glacée Ispahan[2] ah, j'allais oublier, un cognac hors d'âge pour digérer.

Une belle soirée sous le ciel de Provence, mais, désolé, je vais casser un peu l'ambiance.

Ces 10 grammes de sel ajoutés aux apports du matin et du midi sont excessifs. Le corps n'a besoin que d'environ 5 grammes de sel par jour, au-delà, notre humain met en danger ses artères.

Alors, quand je vois arriver tout ce sel, si dangereux pour lui, je mets aussitôt en place un plan d'action

1. Le coeur possède 40 000 neurones.
2. Une création de Pierre Hermé.

pour le faire disparaître. Pour cela, je vais ajuster sa quantité dans mes urines et, en 24 heures, éliminer ce qui est en excès pour éviter son accumulation progressive, sinon, celle-ci serait rapidement à l'origine d'œdèmes, d'une hypertension et d'une défaillance de Sauveur.

Attention, même si je suis capable de les éliminer, ces apports excessifs et répétés de sel sont toxiques pour l'ensemble des artères. Ils vont provoquer, sur le long terme, de l'hypertension et des troubles de la mémoire. Malheureusement, nous sommes entourés de ces produits salés qui empêchent les humains de suivre la recommandation de ne manger que 5 grammes de sel par jour et qui ont imprégné leurs papilles depuis leur naissance, difficile de s'en passer ensuite. Alors, comment faire ? Voici quelques astuces que je me permets de vous donner, amis humains, n'oubliez pas que je suis un expert de l'élimination urinaire du sel :

Les conseils de Valentin

- *Évitez la salière à table et utilisez les épices pour rehausser le goût de vos aliments.*
- *Choisissez des légumes et fruits frais et évitez ceux en conserve et les plats prêts-à-l'emploi.*
- *Réalisez vos sauces maison, à base de tomates fraîches ou surgelées.*

- *Privilégiez certains modes de cuisson qui préservent la saveur des aliments : vapeur, papillote, à l'étouffée...*
- *Privilégiez certains légumes (choux, céleri...), poissons (saumon, maquereau...), viandes (agneau, bœuf...) qui ont une saveur suffisamment prononcée pour ne pas être salés.*

La liste des aliments trop salés est sans fin et je vous en ai indiqué certains en annexe, évitez-les autant que possible.

Vous verrez, au bout de trois mois, vos papilles vont se déshabituer du goût excessif du sel et vous ne supporterez plus les aliments industriels qui en contiennent trop.

Halte au sel en excès ! Nous devons l'exiger de l'industrie agro-alimentaire avec laquelle, nous, les reins, sommes en conflit depuis des années !

Les minéraux et vitamines... et les indésirables

Être un rein, voire deux, consiste également à contrôler très attentivement la quantité de minéraux (magnésium, calcium, potassium...) et de vitamines éliminés dans mes urines. Ils sont essentiels à la vie et leur taux sanguin et dans les cellules doit rester à l'équilibre sous peine de graves complications. Par exemple, trop ou pas assez de potassium dans le sang risque de provoquer des troubles dangereux du rythme cardiaque de Sauveur. Je vais donc en permanence éliminer dans mes urines le potassium en excès qui est apporté par l'alimentation (bananes, fruits secs, légumineuses, chocolat…). Cela ne pose aucun problème tant que je fonctionne normalement. En revanche, si je filtre moins bien, il faudra diminuer vos apports alimentaires en potassium.

Mais, je vous l'ai dit, je dois aussi éliminer les toxiques : plastiques, pesticides, biocides[1], médicaments et hormones, qui nous inondent quotidiennement par la peau, l'intestin et les poumons. Et ça, vous ne le savez pas, car aucun humain ne se doute qu'il intègre naturellement et en grande quantité dans son corps ces poisons et ces toxiques par l'air qu'il respire, les aliments et l'eau qu'il consomme, voire les produits cosmétiques qu'il met sur sa peau. Avant d'être partiellement éliminés dans mes urines, ils circuleront pendant plusieurs jours dans la rivière de sang, provoquant dans un laps de temps plus ou moins long diverses maladies.

Je vous expliquerai comment échapper à ces toxiques avec mon projet de vie et de santé, spécialement conçu pour me protéger.

Et comme on dit chez nous, les reins : « Qui protège un rein, protège un humain ! »

1. Produit destiné à détruire les êtres vivants.

Je contrôle la pression artérielle, la calcification des os et la production des globules rouges[1]

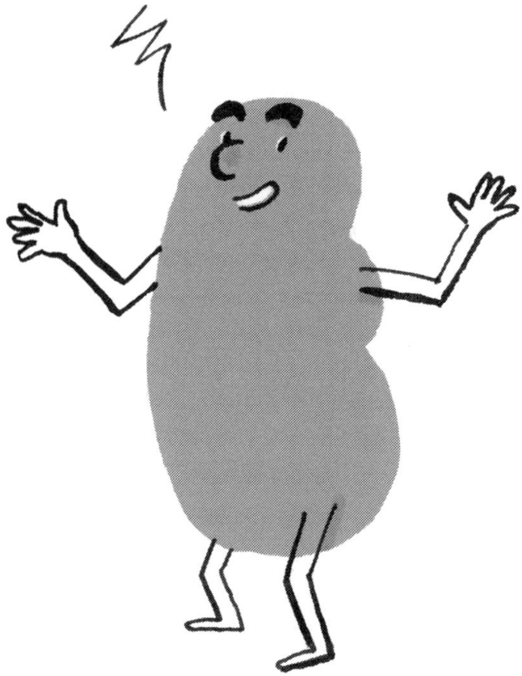

En plus d'être un filtre intelligent et hyperconnecté avec les autres organes, je produis aussi des hormones, des enzymes et des vitamines qui ont des actions vitales sur le corps de mon hôte.

1. La rénine, indispensable à la régulation de la tension artérielle ; l'érythropoïétine, la fameuse EPO des sportifs en mal de performances, agit sur la moelle osseuse pour produire des globules rouges qui véhiculent l'oxygène vers les cellules ; la vitamine D active permet l'absorption du calcium par l'intestin et sa fixation dans les os afin de garantir leur bon état et leur robustesse. https://www.nephrologie-lyon.com/anatomie-et-role-des-reins.html et France rein.

Je fabrique la rénine, une enzyme qui augmente la pression artérielle en agissant sur les artères, et en diminuant l'élimination du sel dans mes urines.

Avec Benoît, j'active la vitamine D qui permet la minéralisation de l'os. C'est pourquoi, lorsque nous sommes malades – on appelle cela une insuffisance rénale –, après des agressions comme le diabète ou l'hypertension, notre humain doit recevoir de la vitamine D afin d'éviter que ses os se décalcifient et se cassent.

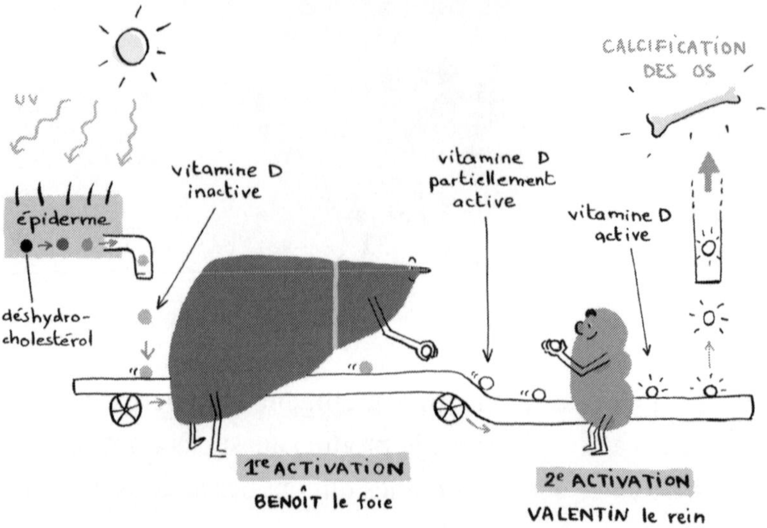

LA CALCIFICATION DES OS

Et ce n'est pas tout ! Je synthétise une hormone, l'érythropoïétine, ou EPO, qui stimule la production des globules rouges dans la moelle osseuse. Tous les humains qui sont en dialyse sont traités par de l'érythropoïétine.

Mes collègues, les reins malades, n'en fabriquent plus suffisament et ils ne produisent pas assez de globules rouges. Sans ce traitement, il faudrait transfuser du sang très régulièrement à leur humain. C'est cette fameuse EPO, que les sportifs en mal de résultats s'injectent pour améliorer leur performance. Grave erreur, ils augmentent leur risque de faire un accident cardiovasculaire.

Voilà, je vous ai raconté mes superpouvoirs, et Marion les a résumés dans ce dessin.

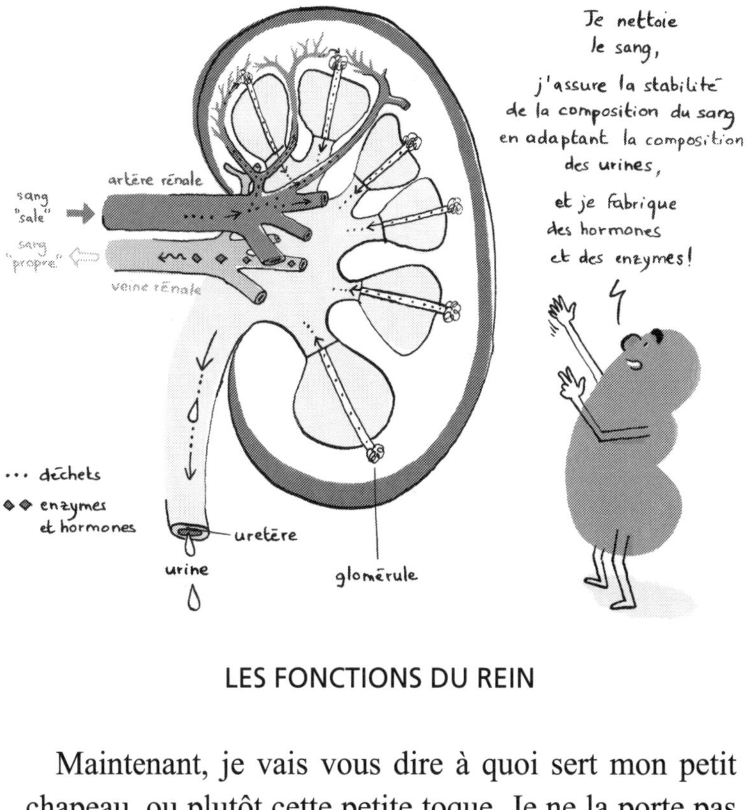

LES FONCTIONS DU REIN

Maintenant, je vais vous dire à quoi sert mon petit chapeau, ou plutôt cette petite toque. Je ne la porte pas toujours dans ce livre, mais, dans la vie, je l'ai toujours sur la tête. Cette petite perruque s'appelle une surrénale. Elle est très utile, vous allez voir comment.

Pas mal, avec cette petite surrénale sur la tête !

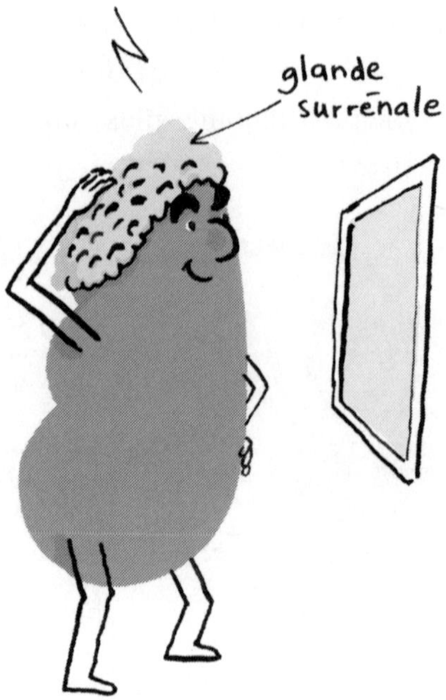

Nos deux mignonnes surrénales de couleur jaune safran et de la taille d'un pouce sont posées, chacune, au-dessus de chaque rein. Et ce n'est pas que de la coquetterie, ma surrénale et celle de mon jumeau sont juste VITALES ! Je sais, vous pensez que j'en rajoute pour vous impressionner, détrompez-vous.

Petites, mais essentielles, elles jouent un rôle dans la gestion du stress, de la tension artérielle, des émotions, des taux de sucre, des réserves de sodium et de potassium, et même dans votre sexualité grâce aux 5 hormones qu'elles fabriquent.

- Les catécholamines (adrénaline et noradrénaline), libérées en situation de stress et de fortes émotions accélèrent le cœur et élèvent la pression artérielle.
- Le cortisol diminue l'inflammation, mobilise les réserves de sucre de Benoît, et stimule la libération des lipides (graisses) dans le sang et le catabolisme, la destruction, des protéines. Il est l'hormone du stress qui permet de fuir face à un danger en mobilisant l'énergie nécessaire pour nourrir les muscles, le cerveau et le cœur.
- L'aldostérone va gérer les stocks en sodium et potassium en modulant leur élimination dans les urines.
- Quant aux androgènes, ils interviennent dans le développement sexuel et la reproduction.

Pas mal pour ces deux petits bonnets délicatement posés sur nos têtes de haricots.

Avec ma surrénale, nos superpouvoirs nous permettent de contrôler la plupart des fonctions du corps humain, et pas seulement la production de l'urine ! Mais n'insistons pas…

Je suis vous l'avez compris un super héros, mais avec un talon d'Achille : mon immense vascularisation m'expose aux « vilains ». Mon circuit artériel est nécessaire pour filtrer le sang efficacement, mais il me place en première ligne pour me faire agresser par toutes sortes de « vilains » qui rêvent d'avoir ma peau : maladies, toxiques extérieurs qui détruisent les artères du corps et vont se régaler sur les miennes.

Cela fait de moi une sentinelle de la santé de tous. Si je suis agressé, les autres organes le seront aussi, et prendre soin de moi, c'est veiller sur tous.

III

Je suis une sentinelle de la santé du corps

La santé, c'est un esprit sain dans un corps sain.
HOMÈRE

– Valentin, nous sommes tous concernés par ta santé, tu dois prendre soin de toi !

– J'en suis conscient Sauveur, je sais que si je filtre moins bien ou que l'on trouve de l'albumine dans mes urines, vous aussi serez mal en point. D'ailleurs, mon humain lisait récemment dans une revue scientifique que lorsque je suis malade le risque de démence pour Matteo est augmenté de 50 % et, pour toi, celui d'un infarctus du myocarde de 200 %[1]. Clairement, j'ai tout intérêt à rester en forme pour que vous le soyez aussi !

D'ailleurs, c'est logique, si je fatigue, vous serez atteints par ces mêmes agresseurs qui ont détruit mes artères : diabète, hypertension, obésité… Comme dirait l'autre : nous sommes unis pour le meilleur et pour le pire !

1. Un mode de vie sain va diminuer ces risques.

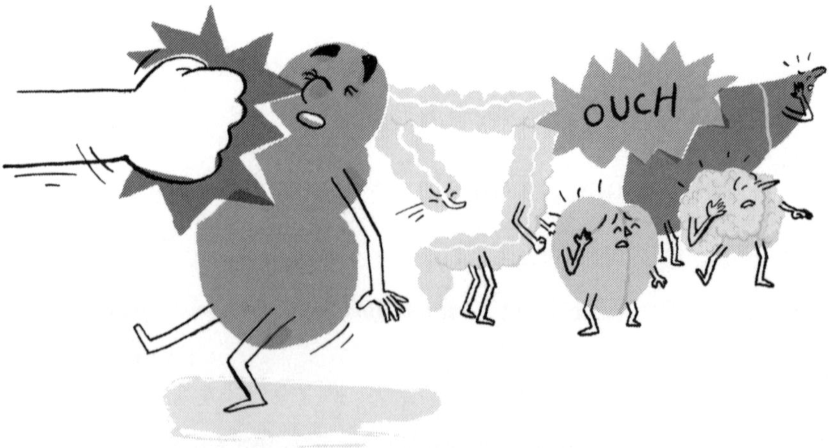

LES AGRESSIONS QUI TOUCHENT LE REIN CONCERNENT TOUS LES ORGANES

Donc, en pratique, pour prendre soin de moi, c'est simple. Notre humain doit garder une activité physique, avoir une nutrition saine, gérer son stress et éviter les toxiques extérieurs. Et ce n'est pas gagné ! Car je vois faire le mien, il travaille dans une grosse entreprise, il bosse comme un damné, il mange un sandwich en deux minutes à midi, et en plus il habite dans une ville polluée, sans oublier qu'il utilise uniquement des bouteilles et des contenants en plastique et, cerise sur le gâteau, il n'a pas le temps de consommer des produits frais et d'éviter les pesticides. Il a tout faux, et pourtant, je l'aime bien, mais s'il continue comme ça, je ne donne pas cher de sa vie et donc de la mienne.

Voilà un parfait exemple de la vie toxique d'un jeune cadre supérieur, mais ça pourrait être aussi bien un étudiant qui se dit qu'il sera temps plus tard de bien s'occuper de soi. Quelle erreur, je pense à l'oncle Charlie de mon humain qui a fini en dialyse à cause de son diabète jamais pris en charge.

Mais revenons à ma vie de Valentin, pour l'instant tout va bien, je surveille régulièrement ma forme. Pour mon humain, c'est simple, il suffit d'une prise de tension artérielle, d'une analyse de sang (pour doser la créatininémie) et d'un échantillon d'urine.

La tension. Quand je suis malade, la tension (ou pression) artérielle de mon humain est presque toujours élevée. Celle-ci doit être inférieure à 140/90 mm hg (ou 135-85, c'est pareil) assis ou couché après cinq minutes de repos. Les deux chiffres de la pression artérielle[1] sont importants et doivent être normaux pour vivre en bonne forme. Attention, dans le cabinet du médecin elle est souvent faussement élevée en raison du stress. C'est l'effet « blouse blanche », le médecin ne rassure pas toujours ! Conseil de Valentin, si votre humain médecin veut vous traiter uniquement pour des chiffres de tension

1. Le premier, le plus élevé – ou maxima – des deux chiffres mesurant la tension, s'appelle pression artérielle systolique. Le deuxième, le plus bas – ou minima – des deux chiffres composant la mesure de la tension, s'appelle tension diastolique.

élevée trouvés à sa consultation, je vous conseille de refuser, il faut les vérifier dans un contexte de vie normale.

La créatinine. Celle-ci, déversée par les muscles dans le sang, est uniquement éliminée par mes soins dans les urines. Donc, en pratique, si vous souhaitez savoir si je fonctionne normalement, vous faites doser la créatininémie (taux de créatinine dans le sang). Et, si elle est élevée, c'est que vous avez une insuffisance rénale, une diminution de ma capacité à nettoyer votre sang et à produire mes hormones. Pas de panique, je vous dirai plus tard comment me protéger. J'ai beaucoup de chance, car je suis le seul organe (avec Colin) qui s'exprime vers l'extérieur, Il n'existe pas de pipi du cerveau ou du cœur. Bien sûr, il y a les selles de Colin, mais leur analyse n'est pas très simple. Très utiles, mes urines permettent aussi de savoir si je suis en forme, par exemple en vérifiant s'il y a de l'albumine qui, normalement, est absente. Cette protéine est trop grosse pour passer du sang dans les urines, et elle ne sera présente que si mes artères sont abîmées, on parle alors d'une albumin*urie.*

« Émie » signifie dans le sang et « urie » dans les urines.

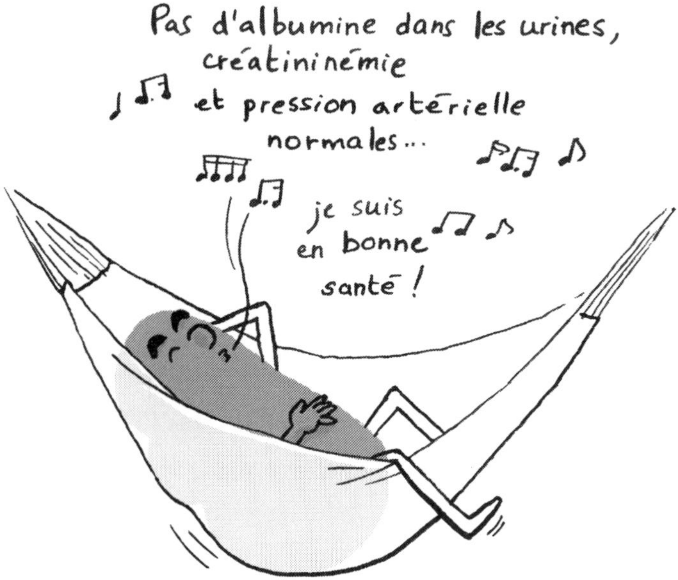
Pas d'albumine dans les urines,
créatininémie
et pression artérielle
normales...
je suis
en bonne
santé !

Contrairement aux autres organes, évaluer ma santé est facile avec l'analyse de mes urines et la créatinémie. Par contre, ce qui complique ma surveillance, c'est ma trop grande discrétion.

Cela ne vous a pas échappé : Colin, Matteo et Sauveur sont très « bruyants » dans leurs appels à l'aide. Douleurs de tout genre, ballonnements, constipation, troubles de la mémoire, gêne respiratoire ne laissent aucun doute, ils sont malades.

Pour moi, c'est moins évident, je suis comme les arbres qui poussent, silencieux. Lorsque je filtre moins bien (insuffisance rénale), mon humain voit apparaître des oedèmes sur son corps et particulièrement au niveau des chevilles, il ressent une fatigue, il peut être sujet à une anémie (manque de globules rouges), mais rien qui attire l'attention vers moi, vers nous, les reins. Cette discrétion impose que l'on me surveille de façon systématique dans toutes les situations à risque, par exemple pendant la grossesse et certaines maladies chroniques[1]. Et cette surveillance est toujours établie en mesurant la créatininémie, l'albuminurie et la tension artérielle.

Comment reconnaître un Valentin malade

Voici neuf signes qui indiquent que je pourrais être malade et qu'il va falloir faire les examens cités plus haut :

- Sang dans les urines
- Urines mousseuses, qui signalent la présence d'albumine
- Besoins fréquents d'uriner
- Peau sèche et prurit
- Paupières et yeux gonflés ou pieds et chevilles œdémateux, signes d'un excès d'eau et de sel
- Crampes musculaires
- Perte d'appétit, nausées, vomissements
- Fatigue
- Troubles du sommeil

1. Diabète, cancer, hypertension, obésité, Alzheimer, maladie cardiovasculaire, troubles du sommeil, hypertension artérielle.

Je vous conseille aussi, tout simplement de regarder et de sentir vos urines ! Eh oui, aucune honte à ça, et puis ça restera entre vous et moi.

Quand vous faites pipi, votre vessie est vidée en 30 secondes sans effort ni douleur. À l'avenir, ne détournez pas les yeux et le nez avant d'avoir noté l'odeur, l'aspect et la force du jet de vos urines. Regardez-les et sentez-les pour connaître leur état normal et être capable de noter un changement. Mais ne le faites pas dans les toilettes des aires d'autoroute, car, je pense surtout à vous, mesdames, la file des malheureuses derrière vous va finir par se révolter…

En revanche, je ne vous demanderai pas de les goûter ni même de les boire, même si cela reste une pratique encore assez populaire ! (J'y reviendrai dans le chapitre suivant, vous n'allez pas être déçus.)

Vous l'avez compris : mes urines sont le reflet immédiat de ma santé et de celle de mon humain.

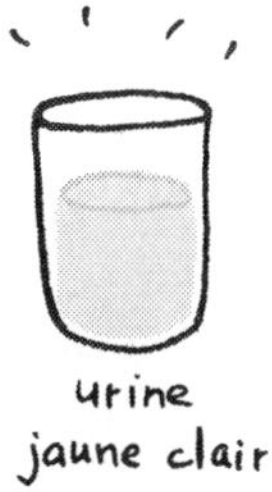

À l'état normal, elles sont de couleur jaune clair, quasi inodores, avec un jet urinaire, puissant et indolore.

Cette couleur jaune de l'urine résulte de la présence d'un pigment, l'urobiline[1].

Si elles sont jaune foncé, cela signifie qu'elles sont concentrées et que le corps manque d'eau. Il faut alors augmenter le volume de vos boissons pour éviter les infections urinaires et les calculs (pierres) rénaux. Il est normal que chaque matin les urines soient plus foncées. Pendant la nuit, je vais réduire leur volume et les concentrer pour éviter que mon humain ait à se lever. Le besoin pressant du matin est celui d'une vessie pleine de ces 8 heures de sommeil. Se lever la nuit pour faire pipi n'est pas normal, sauf si vous buvez abondamment le soir, et, mesdames, la tisane nocturne que vous appréciez beaucoup vous obligera à vous lever…

Attention, une couleur ou une odeur étrange doivent vous alerter. Sauf si vous avez consommé des asperges !

Et si votre urine ne se situe plus dans les teintes de jaune, cela peut refléter un changement d'alimentation, voire un symptôme plus inquiétant avec la présence de sang.

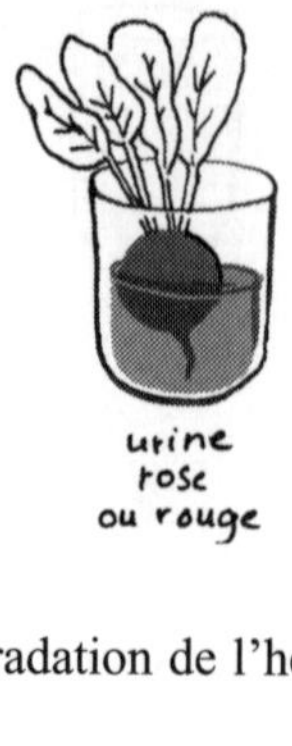

1. Il provient de la dégradation de l'hémoglobine.

Néanmoins, la consommation de betteraves, rhubarbe ou bleuets et tout aliment à base de colorant de betteraves peut rendre vos urines roses ou rouges. Vérifiez leur couleur à distance de la consommation de ces aliments. Si la couleur anormale persiste, voyez votre médecin. Une lithiase (une pierre), une infection urinaire ou un cancer peuvent provoquer la présence de sang.

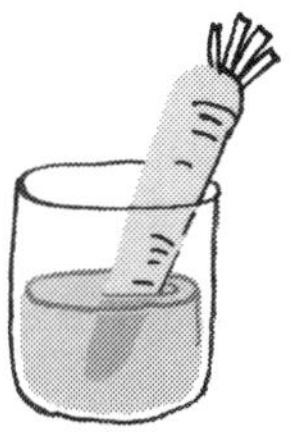

Une teinte ambrée à orange suggère la présence de carotène (pigment présent dans la carotte et certains colorants alimentaires), de rifampicine (médicament de la tuberculose) ou d'une maladie de Benoît le foie.

Bleutées ou verdâtres, eh oui, ces couleurs sont observées dans certaines infections urinaires[1] ou la prise de médicaments comme le bleu de méthylène, le triamtérène (un diurétique) ou l'indométacine (un anti-inflammatoire).

1. Notamment celles à *Pseudomonas aeruginosa*.

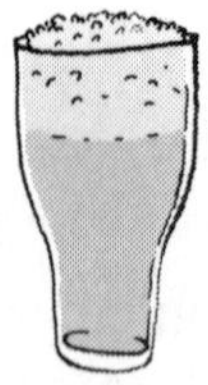

Attention aussi, si vous voyez des bulles et de la mousse, celles-ci indiquent la présence de protéines, qui, si mes artères sont normales, ne doivent pas passer du sang vers mes urines.

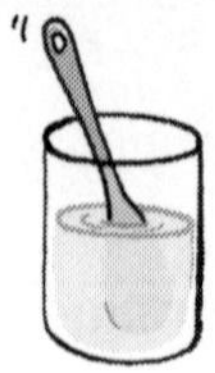

Blanchâtres ou laiteuses, il faudra vérifier la présence de lipides (graisses), normalement absents dans les urines.

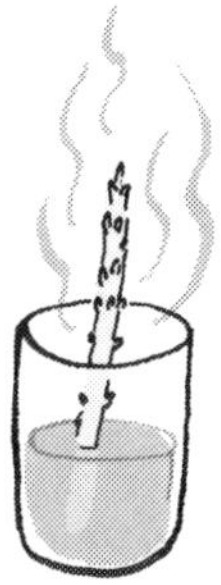

Les urines qui sentent mauvais peuvent être l'effet secondaire d'une consommation de certains médicaments (sulfamides) ou de compléments alimentaires, voire de certains aliments : asperges, poisson, oignon, ail, aliments contenant de la méthionine (noix, porc, poitrine fumée, thon…). Cela ne dure pas. Une fois la digestion finie, l'odeur disparaît. Une odeur âcre d'ammoniaque peut aussi être liée à des phénomènes hormonaux observés au moment de l'ovulation ou de la grossesse.

En revanche, si la mauvaise odeur persiste, il faudra vérifier qu'il n'y ait pas une infection urinaire, un diabète ou des problèmes de foie.

Félicitations ! vous êtes maintenant experts dans l'analyse de vos urines !

Et moi, pendant que vous observez vos urines, je continue à laver votre sang, sans perdre une seconde, et tous mes amis autour s'activent également dans l'usine du corps humain. Réfléchir, battre, digérer, filtrer sans faire de pause, je vous le dis tout de go : une aide serait la bienvenue ! D'ailleurs, j'ai bien remarqué votre attirance pour tous ces lieux où l'on vous vend de la santé en gélules…

Vous n'avez pas le temps de prendre soin de vous, vous mangez mal, alors, il faut bien qu'on vous rassure, c'est humain, mais sachez que vous êtes entourés de commerçants de la santé qui sont à l'affût et qui profitent de votre naïveté pour vous vendre tout et n'importe quoi pour le « bien-être de votre corps » !

IV

Arnaques médicales
Vous me prenez pour un imbécile !

Non la science n'est pas une illusion. Mais ce serait une illusion de croire que nous puissions trouver ailleurs ce qu'elle ne peut pas nous donner.

Sigmund FREUD

« Oyez oyez braves gens ! J'ai la solution à tous vos problèmes de santé. Approchez, goûtez mon élixir de jeunesse et écoutez comment je vais vous guérir de toutes les maladies ! »

Ils sont nombreux à proposer leurs « services » qui permettraient à mon humain d'éviter les maladies ou de mieux en guérir, moyennant finance bien sûr. Croyez-en un brave petit rein honnête et travailleur, j'ai quelques doutes, voire plus, et je vais essayer de décrypter avec vous ce que valent ces conseils ou pseudo-programmes de santé.

Urinothérapie. D'abord, cette croyance quasi religieuse et vieille de plus de 5 000 ans : l'amaroli, c'est son nom en Inde. Appelée urinothérapie en

Occident, elle consiste à boire ses urines pour prévenir ou guérir de nombreuses maladies. Cela peut vous paraître incroyable, mais cette pratique « médicale » est largement répandue, y compris en Europe. Ils sont deux millions au Japon, un million aux Pays-Bas et cinq millions en Allemagne à boire leurs urines, à en faire des bains de siège ou à s'en oindre pour guérir.

Boire ou s'asperger de mes urines serait utile parce qu'y seraient concentrés de nombreux nutriments, vitamines et sels minéraux.

Pour ses partisans, l'urinothérapie peut aider à maigrir et avoir une belle peau et aussi à combattre des maladies comme l'asthme, la dépression, la migraine, les troubles digestifs, la grippe, les maux de dos, et même le cancer et la sclérose en plaque.

Bien sûr, au début, quand j'ai appris ça, j'ai été séduit par l'idée que mes urines passent directement du statut de producteur méprisé de déchets malodorants à celui de médicament miracle. Mais j'ai vite déchanté, car malgré mon désir d'améliorer mon image d'organe de peu d'intérêt, cela m'a semblé quand même un peu suspect.

En effet, où est la logique dans le fait de boire des déchets que le corps et moi-même avons jugé nécessaire d'éliminer pour se préserver des maladies et d'un vieillissement accéléré ? Je connais parfaitement les conséquences de l'accumulation des toxines dans le sang lorsque je filtre moins bien :

troubles neurologiques et cardiovasculaires, fatigue, anémie.

À ces risques s'ajoutent ceux d'une nette élévation de l'acide urique (responsable de crises de goutte) dans le sang, du fait de sa forte concentration dans mes urines et de la transmission de bactéries. Et oui, des germes agressifs peuvent être présents dans mes urines, sans aucun signe qui vous prévienne. J'ajoute que les vitamines et nutriments que j'ai éliminés dans mes urines sont ceux qui sont en excès et donc inutiles, voire toxiques, pour la santé du corps. Je vous rappelle également que je suis un organe intelligent qui sait ce qu'il faut éliminer et garder pour une santé optimale.

Et, fort logiquement, l'urinothérapie n'a dans aucun domaine médical démontré son efficacité. De plus, ses risques sont réels. L'urinothérapie est en fait une auto-intoxication.

Inutile de vous dire que je ne recommande évidemment pas ce « traitement », sauf dans des situations extrêmes : naufrage, risque de déshydratation sans accès à l'eau, qui a permis à mes urines de sauver quelques vies. Mais cela ne remplacera pas un traitement classique éprouvé comme des antibiotiques ou des anticancéreux. Bien sûr, vous pouvez arroser les fleurs de votre jardin avec votre pipi (dilué : un dixième), vous les épanouirez !

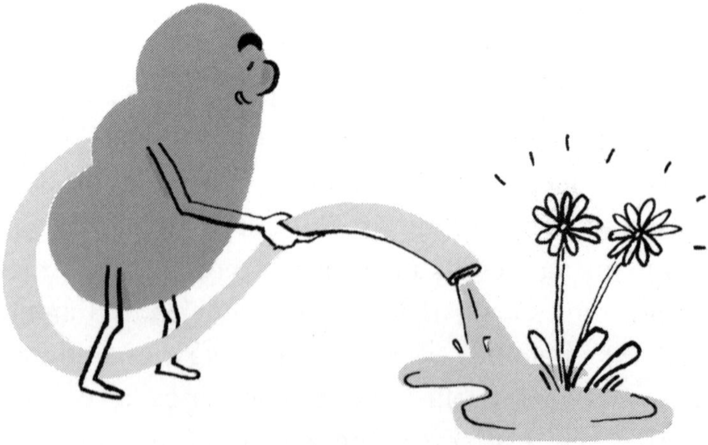

Compléments alimentaires

Mais oublions mes urines pour une approche plus scientifique : les *compléments alimentaires*. Ils représentent un gigantesque marché de 120 milliards de dollars par an dans le monde et des centaines de millions de personnes les consomment quotidiennement.

Les carences en vitamines ou minéraux sont synonymes de maladies, et prendre des compléments alimentaires semble logique aux humains pour les prévenir et aider à les guérir. Est-ce une bonne idée ? Eh bien, non ! Malheureusement, les très nombreuses études qui ont testé l'efficacité de ces compléments sur la santé sont – presque toutes – négatives[1].

1. Même les fameux oméga 3 sont inefficaces pour la prévention du cancer et des accidents cardiovasculaires.

Amis humains, sachez qu'aucun complément alimentaire, hors situation particulière (enfants, grossesse, maladies chroniques sévères, chirurgie pour l'amaigrissement…) n'est utile. Vos vitamines et minéraux sont dans votre assiette, pas dans une gélule.

Et à ceux qui disent, et ils sont nombreux, que cela ne peut pas faire de mal, je réponds du haut de mes 11 cm surmontés d'une toque de surrénale : détrompez-vous, ils augmentent, pour certains, le risque d'accident cardiovasculaire, de cancer[1] et de mortalité. Mais pas seulement…

Ils sont aussi toxiques pour moi, le rein

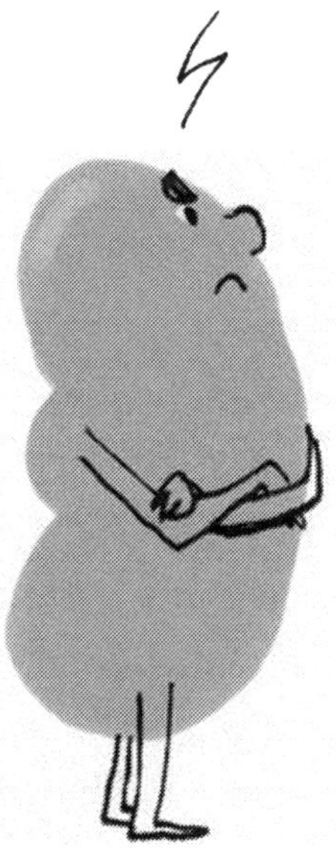

1. Le sélénium et la vitamine B en compléments alimentaires augmentent respectivement le risque de cancer de la prostate et du poumon.

Et pas pas uniquement les gélules très élaborées, même des compléments aussi simples que la vitamine C et la vitamine D, utilisés à fortes doses, comportent un risque de lithiases (pierres) dans mes voies urinaires et d'insuffisance rénale, ils vont détruire mes glomérules. De nombreux autres compléments alimentaires sont potentiellement toxiques pour moi[1] : Créatine, Cat's Claw (griffe de chat), chromium, camomille, caparral, germanium, réglisse, Yohimbe… Attention, en particulier aux apports hyperprotéinés des sportifs, consommés pour faire du muscle et maigrir, ils me fatiguent et sont inefficaces.

À force de faire n'importe quoi sans contrôle systématique du contenu de ces gélules, les dérives sont dramatiques et comme je suis la voie d'élimination principale de ces compléments, je suis le premier à en souffrir.

En 2008, en Chine, une substance chimique hautement toxique, la mélamine, qui est destinée aux colles, résines et engrais avait été ajoutée à du lait maternisé pour donner une apparence plus riche et simuler un apport en protéines. Cela permettait aux industriels de couper le lait avec de l'eau pour vendre plus de bouteilles. L'ingestion de ce mélange avait provoqué des insuffisances rénales majeures, des calculs (pierres) rénaux et des saignements dans les

1. S. Gabardi, *A review of dietary supplement-induced renal dysfunction*, CJASN, 2007 ; 2: 757-765.

urines. 300 000 bébés sont tombés malades et six sont morts après avoir bu ce lait maternisé frelaté, pour faire plus de profit. Désolation…

Beaucoup d'humains pensent que de tels drames sont impossibles en Europe. Erreur ! En Belgique, dans les années 1990, une centaine de femmes ont du être dialysées de façon définitive après avoir consommé des compléments à base de plantes chinoises pour maigrir.

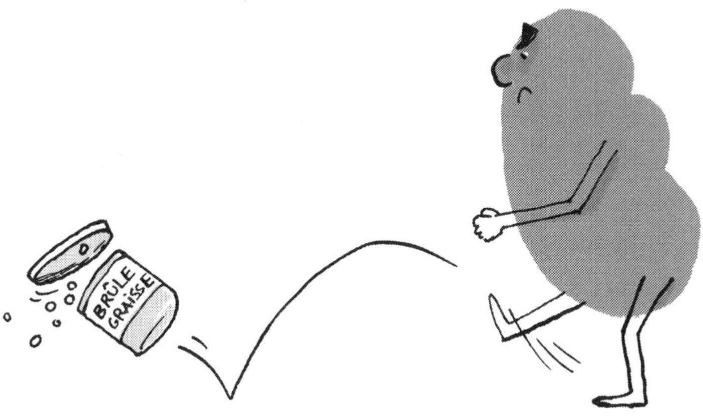

L'enquête avait permis de conclure à la substitution accidentelle de *Stephania tetandra* par une plante hautement toxique pour le rein : *Aristolochia fangchi*, en raison de leurs noms chinois très voisins[1]. Ces produits sont interdits en France, mais cette substitution par un intermédiaire, qui fournissait la matière première, avait conduit à la commercialisation de gélules dites

1. Ces patientes ont également développé des cancers des voies urinaires.

amaigrissantes par une firme européenne très sérieuse connue pour ses compléments alimentaires.

Proverbe de rein (origine inconnue) : « Une chaîne de sécurité ne vaut que pour son maillon le plus faible. »

Soyons clair, aucun complément alimentaire ne vous fera perdre de poids ou brûler vos graisses. Les trop nombreuses publicités dans ce domaine sont mensongères !

Amis humains, consommer un complément alimentaire n'est jamais anodin et ne doit pas être assimilé à un aliment réduit à sa plus simple fraction. Trop souvent, ils sont une béquille faussement rassurante qui empêche de prendre les vraies mesures nécessaires à votre santé physique et mentale : activité physique, nutrition équilibrée, gestion du stress, musique, lecture…

Alors, voici quelques recommandations pour éviter que je retrouve dans mes urines ces produits le plus souvent inutiles et parfois dangereux.

Les conseils de Valentin

- Ne prenez aucun complément alimentaire de façon systématique[1].
- Videz vos armoires à pharmacie et jetez les boîtes de compléments qui vous restent.

1. La grossesse et l'enfant sont parmi les rares situations ou la prescription de compléments alimentaires est systématique sans vérification des taux sanguins.

- Privilégiez la nourriture pour éviter et corriger les carences en vitamines et minéraux.
- Si votre médecin vous prescrit des compléments dans le cadre d'une maladie ou après une intervention chirurgicale pour maigrir, cela doit se faire sous surveillance des taux sanguins et pour une durée de temps limitée.
- Si vous en avez réellement besoin, ne les achetez pas sur internet. Les produits vendus y sont trop souvent frauduleux en termes de doses et de compositions. Comme ce produit soi-disant « naturel » pour améliorer l'érection et qui contenait… du Viagra…

Buvez, éliminez ?

Boire beaucoup d'eau pour éliminer les toxiques et les graisses, et pour maigrir, c'est quasiment un dogme. Alors, que faut-il penser du fameux slogan : « Buvez-éliminez ! », qui me concerne au premier plan, puisque c'est moi qui vais éliminer cette eau et avec elle tous les toxiques qui menacent le corps humain ?

Là aussi, les données scientifiques sont très claires : et j'ai le regret de vous informer que ce très fameux et très populaire « Buvez, éliminez ! » ne vous débarrassera pas de vos déchets, ne vous fera pas maigrir, en bref n'aura aucun effet sur votre santé[1]. C'est juste un

1. Clarck F *et al.*, JAMA Network, 2018 ; 28 : 1870-1879.

slogan publicitaire pour vendre plus d'eau minérale. Boire à sa soif est suffisant, le reste finira dans les WC, puis dans les fleuves et les nappes phréatiques ou il pourra être de nouveau collecté pour être vendu dans une bouteille d'eau. C'est ce que l'on appelle un cercle vertueux… mais pour l'industriel.

Boire beaucoup ne me protège pas !

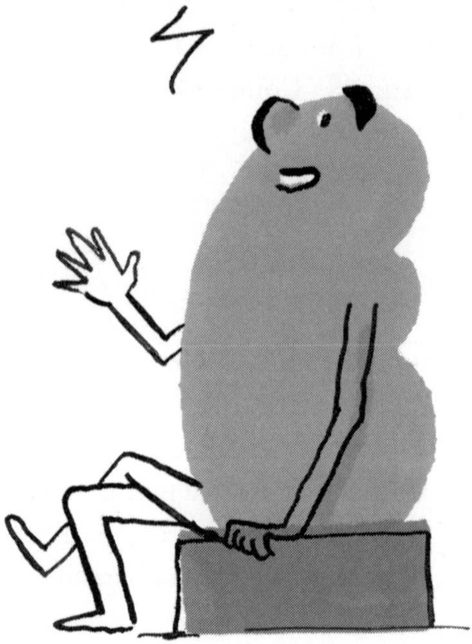

Tout ce que vous perdrez avec ce programme, c'est du temps à faire pipi, de l'argent pour acheter les eaux minérales, sans oublier le gaspillage de plastique que vous favoriserez.

Boire est bien sûr utile, et pour améliorer votre façon de boire commençons par faire le tri dans les nombreuses idées reçues sur les boissons.

Les conseils de Valentin

- Et bien non, boire pendant les repas ne perturbe pas la digestion. La boisson permet même de réduire l'appétit, ce qui est intéressant pour les humains désireux de perdre du poids.
- N'attendez-pas d'avoir soif pour boire de l'eau. Si Matteo vous envoie ce signal c'est que vous êtes déjà déshydraté ! Il faut donc boire régulièrement, sans attendre la soif, au saut du lit, à table, entre les repas et après chaque pause pipi.
- Buvez en petites quantités tout au long de la journée plutôt que d'un seul coup. Vous éviterez une alternance de phases de déshydratation/réhydratation que n'aiment pas vos cellules.
- Pour se rafraîchir, une eau vers 10 °C est suffisante. Une eau trop glacée va vous désaltérer trop vite et vous ne boirez pas suffisamment pour vous réhydrater. De plus, et vous le savez, boire glacé fait mal aux dents et aux gencives, fragilise la gorge et agresse Colin. C'est en particulier déconseillé aux humains qui, opérés de l'estomac (bypass, sleeve), ont un petit volume gastrique. Chez ces humains, l'eau arrive directement dans l'intestin grêle sans

avoir eu le temps de se réchauffer dans l'estomac et provoque des douleurs et de la diarrhée.

- La désaltération correspond à une sensation en bouche, l'hydratation correspond à un apport en eau. Boire chaud ne désaltère pas, mais vous apporte l'eau nécessaire à votre corps (hydratation) de la même façon qu'une eau fraîche.
- Trop boire ne favorise pas la rétention d'eau. Tant que je fonctionne normalement, j'éliminerai sans problème l'eau en excès, dans la limite de 8 litres par jour.
- Les boissons gazeuses ne sont pas toutes trop salées. Seules certaines d'entre elles sont déconseillées en cas de régime sans sel car elles contiennent effectivement des quantités non négligeables de sodium (Vichy Saint-Yorre, Vichy Célestins par exemple), sous la forme de bicarbonate de sodium. À l'inverse, elles sont utiles en cas de sport intensif ou de troubles digestifs.
- Les besoins hydriques des enfants et les personnes âgées sont les mêmes que ceux des adultes, environ 1,5 l par jour. Chez l'enfant de moins de 3-4 ans, ils sont même inférieurs : 1 l/jour. Attention aux périodes de grandes chaleurs ou de troubles digestifs (nausées, vomissements, diarrhées), ces humains sont beaucoup plus sensibles à la déshydratation. Il faut leur proposer régulièrement de boire.

Poursuivons notre route dans cette jungle foisonnante de programmes de santé universelle et parlons des plus populaires : cures detox et le régime alcalin.

Cures DETOX

Pour commencer, voici un exemple d'un séjour DETOX typique, proposé dans une clinique spécialisée très chic, très chère, à la frontière franco-suisse.

Le docteur Malignum a reçu mon humain dans son bureau immaculé, ce séjour détox et son contenu sont réels, je n'ai changé que le nom du médecin :

Tout d'abord, il a détaillé son programme : « Vous êtes au bon endroit, nous sommes des spécialistes de la DETOX rénale et du foie. Mon programme de 10 jours, pour la modeste somme de 2 450 euros, vous propose des probiotiques, du magnésium, des lavages de l'intestin, un régime très hypocalorique (400 Kcal/J)[1], trois litres par jour d'eau minérale, des siestes quotidiennes où vous serez langé avec une bouillotte sur le foie (Benoît est un grand bébé douillet malgré ses airs de Shrek sûr de lui), et des massages (non compris dans le forfait de base). »

Le docteur Malignum a continué en lui vantant les mérites de sa cure : « C'est un programme efficace pour prévenir et améliorer l'insuffisance rénale, mais aussi l'hypertension, l'obésité, le diabète, les maladies rhumatismales, le psoriasis, la sclérose en plaques, les allergies,

1. Alors que l'apport calorique moyen est de 2 000 Kcal par jour.

l'asthme, l'épuisement physique et psychique… » Je n'invente rien, les reins ne savent pas mentir.

C'est exceptionnel, docteur, une vraie cure de jouvence, mais…

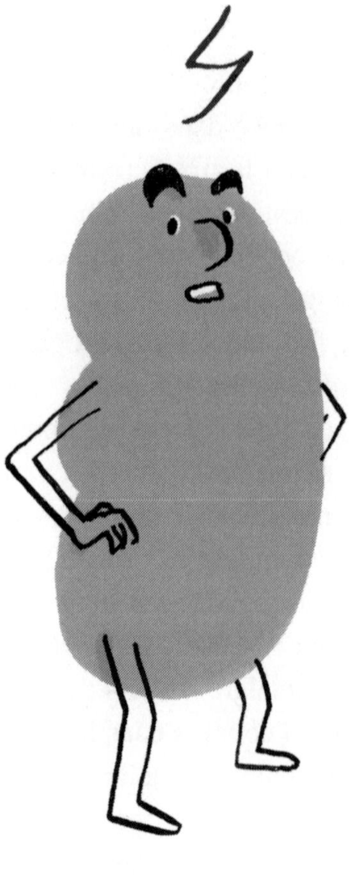

Ce programme comporte des compléments alimentaires et des boissons abondantes qui, au mieux, ne servent à rien, des massages, utiles, mais trop chers pour le porte-monnaie de mon humain (150 euros la séance d'une heure), une restriction calorique sévère et une bouillotte sur Benoît qui n'a pas besoin d'une cure pour apprécier ce câlin.

Les restrictions caloriques sévères et les jeûnes prolongés n'ont aucun effet bénéfique démontré pour la santé et, de surcroît, ils comportent des risques[1].

Les lavages de Colin sont inutiles et il s'en passerait bien, car ils peuvent provoquer une déshydratation, des perforations, des infections et un déséquilibre majeur de sa flore intestinale, le microbiote, essentiel à la santé. De plus, Colin n'est pas très friand de ces canules dans son anus, écoutez-le, il est bien placé pour savoir ce qui est bon pour lui.

Du programme du docteur Malignum il ne reste, toujours pour 2 450 euros, que les langes avec une bouillotte sur Benoît pour la sieste, qu'il a, j'insiste, la faiblesse d'adorer. Entre nous, mon humain pourrait acheter une bouillotte pour 6,50 euros et, les siestes étant gratuites, il ferait l'économie de 2 493,50 euros pour un résultat au moins identique !

C'est ce qu'il a fait sous mes conseils avisés !

Programme inutile et trop cher donc. Mon humain a aussi testé le très classique ensemble : repas, plus jus de fruits DETOX et hypocaloriques, livrés à domicile

1. En revanche, sous une forme courte de l'ordre de 16 heures, par exemple en concentrant les repas entre 7 h et 15 h, le jeûne est sans danger avec des effets favorables sur le contrôle des sucres et des corps gras.

pour un coût de 1 700 euros, pour une durée de deux semaines de « traitement ». Pour se rassurer, il a acheté du thé DETOX, des sachets de plantes DETOX et des patchs plantaires DETOX. Coût global : 2 000 euros, quand même !

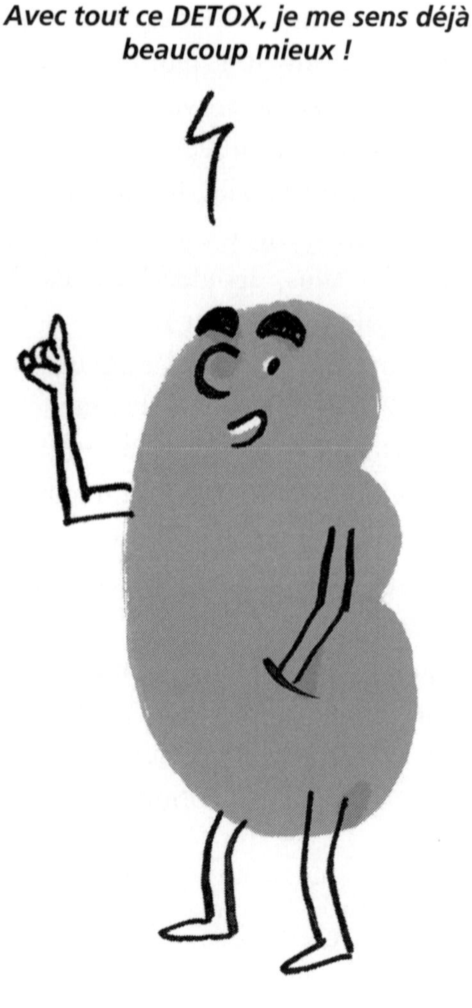
Avec tout ce DETOX, je me sens déjà beaucoup mieux !

Pendant deux semaines, mon humain a consciencieusement bu chaque matin ses jus et l'après-midi son thé (DETOX, n'oublions pas). Il a mangé ses repas, livrés sous vide, qu'il a assaisonnés de plantes DETOX et, chaque nuit, il a dormi avec ses patchs DETOX sous les pieds, pour un résultat… NUL.

Moi, Valentin, du haut de mes 11 cm, je peux vous dire que ce type de programme de santé est une arnaque totale, et qu'en plus il va sacrément réduire vos économies !

Aussitôt la cure terminée, vous allez reprendre le poids que vous avez perdu, la perte de ces quelques kilos étant liée au régime hypocalorique. Il en est de même de tous ces régimes alimentaires « minceur » vendus à grand renfort de publicité. Recevoir des boîtes de plateaux repas, sous vide, recouverts de films plastiques, sans produits frais et sans fruits est contraire à une nutrition équilibrée et à une perte de poids sur le long terme. On y ajoutera leur fréquente médiocrité gustative et la toxicité du plastique qui les recouvre.

Les jus de fruits et légumes DETOX coûtent le prix de deux kilos de fruits frais pour chaque verre, pour un bénéfice très inférieur à celui du fruit ou du légume lorsqu'il est mangé. Les jus sans pesticides à base de fruits bio étant trop chers, le jour ou mon humain a cédé à la tentation de ce pseudo-régime, j'ai dû éliminer dans mes urines les pesticides livrés avec ces ersatz de fruits ! J'enrage !

Pour continuer à éclairer mon humain, je ne cesse de lui répéter que le thé DETOX n'a rien de différent du thé « normal » : un super thé DETOX, ça n'existe pas, il est seulement vendu beaucoup plus cher qu'un sachet de thé standard.

Et pour ceux qui voudraient céder à l'attrait des patchs plantaires, le matin, ils vont nettement virer à une couleur marron foncé, signe considéré par ceux qui les vendent que des toxines ont été éliminées. Là encore, arnaque, il suffit de les exposer à la chaleur, à l'air libre et à l'eau distillée pour qu'ils changent de couleur. Les pieds ne sont pas un site d'élimination des toxines (ça se saurait), et si les patchs virent au marron c'est tout simplement à cause de la transpiration, importante sur cette partie du corps.

Quant aux plantes et légumes conditionnés en boîtes DETOX multi-couleurs je peux vous dire qu'ils n'ont pas de propriétés particulières qui leur permettraient de nous aider – Benoît et moi – à travailler plus efficacement. Les plantes et légumes intéressants ne sont pas dans des boîtes, mais dans les arbres et le sol.

En un seul mot, un seul : les cures DETOX sont inutiles ! Votre véritable DETOX sera dans le programme que je vais vous proposer.

Le régime alcalin

Toutefois, l'imagination des bonimenteurs de la santé est sans limites, et leur technique est souvent la même, ils s'emparent d'une idée scientifique, en font un pseudo-concept médical, puis un produit marketing.

Le régime alcalin en est un excellent exemple. Ce régime serait d'après eux source d'énergie, de silhouette allégée, d'une peau magnifique et d'une meilleure santé, en prévenant non seulement les maladies rénales, cardiovasculaires, mais également le cancer et l'ostéoporose !

L'idée centrale du régime alcalin repose sur le concept que le corps ne doit pas être acide, ce qui est vrai, sauf pour l'estomac. On nous propose de tester le pH urinaire et, s'il est acide, on nous indique que l'on ne mange pas assez de nourriture alcaline, ce qui est parfois vrai. Un glissement subtil et complètement faux s'opère alors : si nos urines sont acides alors notre sang l'est aussi et inversement. Il ne reste plus qu'à mettre en place le concept marketing : si vos urines sont acides, diverses mesures vous seront proposées, certaines payantes, pour rendre vos urines alcalines et dans la foulée votre sang, c'est complétement stupide.

Évidemment, dès que j'en ai entendu parler, j'ai immédiatement capté que ce régime était inepte dans son principe !

Pour mieux comprendre je vous propose un petit résumé de l'équilibre acido-basique, niveau « reins débutants ».

Le pH (potentiel Hydrogène) mesure le caractère acide ou basique d'une solution aqueuse. C'est un indicateur de l'acidité – lorsque le pH est inférieur à 7 – ou de l'alcalinité – lorsque le pH est supérieur à 7 – d'une solution. Un milieu neutre affiche un pH égal à 7. C'est le cas de l'eau pure à 25 °C.

Chez une personne en bonne santé, le pH du sang est remarquablement stable : entre 7.38 et 7.42. Le sang est donc légèrement alcalin. Cet équilibre du pH est nécessaire pour le fonctionnement normal du corps humain. S'il se maintient dans cette zone étroite de pH, c'est qu'il en va de la survie du corps. En deçà de 7,38 et au-delà de 7,42, la vie est menacée. Il faut donc que les acides générés par le fonctionnement des cellules et la transformation des aliments et des polluants soient en permanence éliminés.

Ces acides vont être neutralisés par les poumons et surtout par mon travail.

Lorsqu'il y a trop d'acides produits par le corps ou apportés par l'alimentation, je vais les éliminer dans mes urines. Le pH des urines que je vais produire sera donc acide, et celui du sang ne va pas varier.

L'alimentation, si je fonctionne normalement[1], ne peut donc faire varier le pH du sang et des cellules, d'où le caractère stupide et inefficace du régime alcalin.

Enfin, le pH urinaire est un très mauvais reflet du pH sanguin, et ne peut donc servir à déterminer l'équilibre acido-basique du corps. De très nombreux facteurs le font varier, dont les médicaments, la nourriture, l'état respiratoire, l'activité physique, une infection, un diabète déséquilibré…

1. Diabète déséquilibré, insuffisance rénale ou pulmonaire, dose trop élevée de metformine, un antidiabétique.

Assimiler le pH de mes urines à celui du sang et du corps est faux. Il n'est donc pas étonnant que l'intérêt médical du régime alcalin soit nul.

La notion de diète alcaline est très utile, mais uniquement pour empêcher la formation de certaines lithiases (pierres d'acide urique par exemple) dans les reins. Un pH urinaire alcalin (non celui du sang) (> 7.0) va permettre de dissoudre plus facilement ces cristaux d'acide urique et d'éviter les cailloux qui provoquent les coliques néphrétiques[1].

Vous aurez compris que mon regard de rein est très critique sur tous ces business de la santé.

Amaroli, compléments alimentaires, eaux minérales abondantes, cures DETOX et régime alcalin sont inutiles pour moi et mes compagnons de route et sans intérêt pour la santé de mon humain ! Bon, il faut que je me calme…, mais, pitié, ne payez plus une fortune pour ces cliniques, gélules, ces quantités astronomiques d'eau en bouteille, ces jus de fruits livrés au prix du caviar, ce nettoyage du côlon (pauvre Colin, quel cauchemar !) pour le prix d'une vidange de Ferrari, et autres joyeusetés purement commerciales !

De plus, il est illogique de vous offrir quelques jours ou semaines saines pour pallier à une vie malsaine le

1. Dans ce cadre, pour choisir sa nutrition, on utilise l'indice PRAL qui permet de quantifier l'influence de 100 g d'un aliment sur le pH des urines : PRAL positif (> 0) : l'aliment a un effet acidifiant ; PRAL négatif (< 0) : l'aliment a un effet alcalinisant ; PRAL égal à 0 : l'aliment est neutre. Je vous indique en annexe l'indice PRAL des aliments.

reste du temps, vous n'effacerez pas les dégâts déjà installés. Votre programme de santé, c'est tous les jours de votre vie qu'il faut le mettre en place. Je sais, ça peut vous paraître austère…, mais vivre plus vieux et en meilleure santé toute sa vie, ce n'est pas si mal…

Prévenir plutôt que guérir

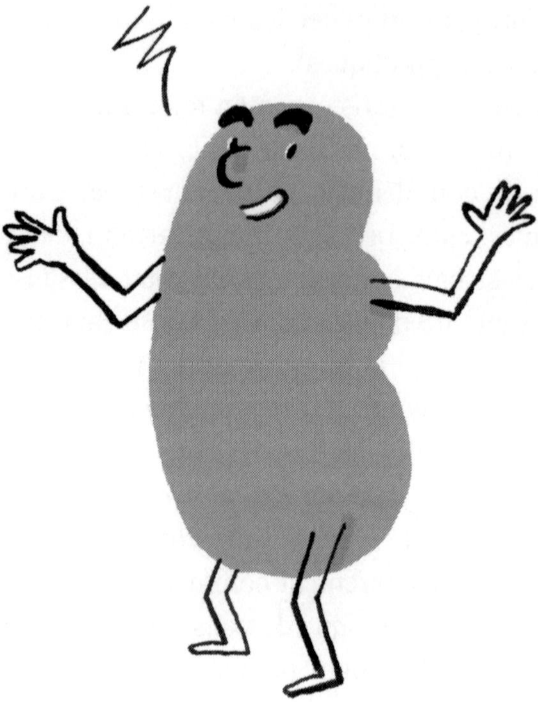

Tout n'est pas perdu, au contraire, on peut reprendre le contrôle, et, avec mes amis Colin, Sauveur, Matteo et Benoît, nous vous proposons un vrai programme de vie efficace pour votre santé, et la nôtre, ça va de soi !

Vous allez voir, rien de triste dans tout ça !

V

Mon enthousiasmant projet de vie et de santé[1]

Rêver, rire, passer, être seul, être libre,
Avoir l'œil qui regarde bien, la voix qui vibre,
Mettre, quand il vous plaît, son feutre de travers,
.../...
Et modeste d'ailleurs, se dire : mon petit,
Sois satisfait des fleurs, des fruits, même des feuilles,
Si c'est dans ton jardin à toi que tu les cueilles.

Cyrano DE *Bergerac*,
Edmond ROSTAND[2]

Réconcilions la santé avec la vie autour de quelques touches de plaisirs et une saine révolte contre ces toxiques qu'on nous impose.

Le programme que je vous propose diminue nettement le risque de maladie rénale, il m'intéresse donc au plus haut point. Il a aussi des effets très favorables sur la prévention de nombreuses maladies : cancer, maladies

1. Vous pouvez également retrouver mon programme santé EPICURE détaillé dans mon premier livre : *Choisissez votre destin génétique*, Fayard, 2018.

2. L'idée de cette citation est née de sa déclamation inattendue par mon frère Gérard, un soir d'avril 2019, à Saint-Rémy-de-Provence.

cardiovasculaires, Alzheimer, maladie inflammatoire digestive et la NASH (maladie du foie gras) entre autres…

Je l'ai appelé VST, « Valentin Santé pour Tous », pas très sexy comme nom, mais pour un rein sans neurone, c'est déjà bien ! Ma santé et donc celles des autres organes dépend de 6 piliers : l'activité physique, la nutrition, la sérénité, le sommeil, le plaisir au quotidien, les toxiques.

Premier pilier : le corps en mouvement

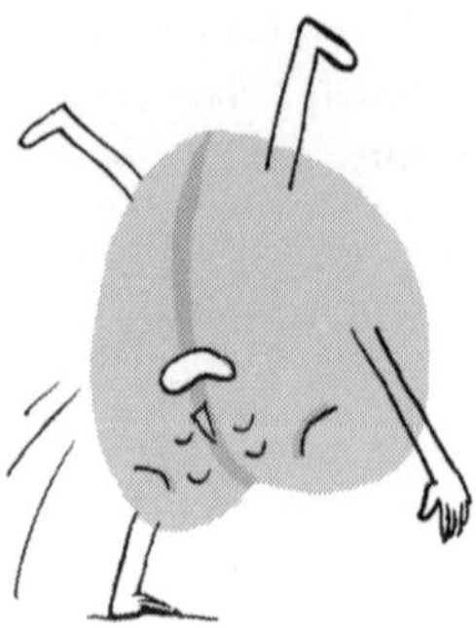

Vous, humains, vous avez inventé un monde où l'on peut aller au bout du monde sans faire aucun effort : ascenseurs, taxis, escalators, avions, et vous voilà à Los Angeles ou à Pékin, vous ne bougez plus, on vous transporte, et nous avec. C'est un non-sens, votre corps doit bouger (et nous avec…) pour rester en bonne santé ! Et la sédentarité participe à l'explosion des maladies chroniques qui vont détruire vos organes et moi en priorité. Prenez exemple sur nous qui, une vie durant, sans un instant de repos, serons en action.

Offrez-vous, au moins, 30 minutes de marche rapide (5 à 6 km/h ou 7 500 pas, au moins) par jour[1], cela est suffisant pour diminuer nettement le risque d'être malade. Toutes les formes de mouvement du corps, danse, escalier, vélo, marche sont efficaces, et il n'est jamais trop tard pour commencer. Même après 75 ans, une activité physique très modérée diminue le risque cardiovasculaire.

Deuxième pilier : se nourrir

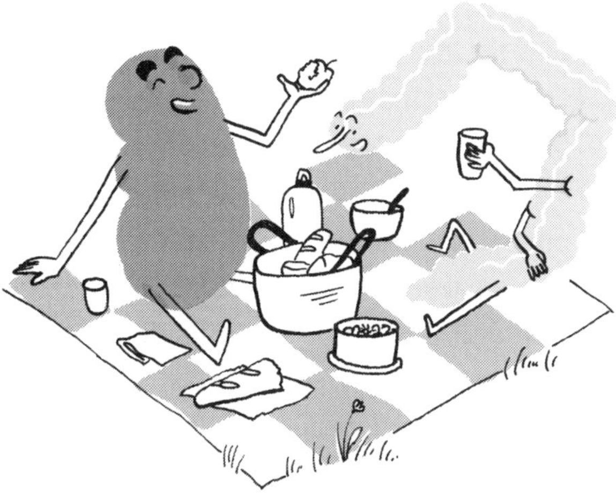

1. Une activité physique régulière diminue le risque de maladie d'Alzheimer (-25 %), et d'infarctus du myocarde (-50 %). Elle diminue le risque et la gravité de la NASH, la maladie du foie gras, améliore la capacité rénale à filtrer le sang et diminue le risque de la présence d'albumine dans les urines, C.S. Stump, *Physical Activity in the Prevention of Chronic Kidney Disease*, Cardiorenal Med. 2011 ; 3: 164 -173.

Se nourrir est vital, vous, humains, vos cellules ont besoin de nutriments pour survivre et faire le travail, alors si on le faisait bien ? À l'ancienne, en respectant un rythme, en adoptant le régime méditerranéen, avec des épices, des boissons millénaires et éventuellement des jeûnes de courte durée.

Les conseils de Valentin

- Mangez lentement pour donner au corps la possibilité de capter le signal de satiété que nous envoie Matteo et qui met de 15 à 20 minutes à se manifester[1]. Prenez le temps de sentir les couleurs et regarder les odeurs. Le repas est une fête à partager entre humains, pas juste une nécessité physiologique. L'atmosphère dans laquelle vous cuisinez et mangez est aussi importante que vos aliments pour votre santé.
- Choisissez attentivement votre régime alimentaire qui doit être équilibré et facile à suivre. Sans les contraintes, les effets secondaires et les risques qui expliquent l'échec de tous les régimes

1. Pour ralentir le rythme du repas et prolonger son plaisir, il faut : mastiquer au moins 20 fois, poser sa fourchette entre chaque bouchée, se caler sur le rythme de celui ou celle qui mange le plus lentement, piquer les aliments avec une fourchette, choisir des aliments durs, croquants, commencer le repas avec une petite salade ou une bonne soupe de légumes.

déséquilibrés, comme les : Dukan, cétogène et alcalin, que je vous déconseille[1].

- Le régime méditerranéen répond parfaitement à toutes ces exigences et il sera un acteur majeur de votre santé[2]. Il nourrit les microbiotes, il me protège ainsi que Matteo, Benoît, Colin et Sauveur, et il augmente la durée de vie ! Ces propriétés exceptionnelles lui valent d'être classé par 40 experts dans le *Health US News* comme le meilleur en 2019.

Je vous détaille le régime méditerranéen en annexe

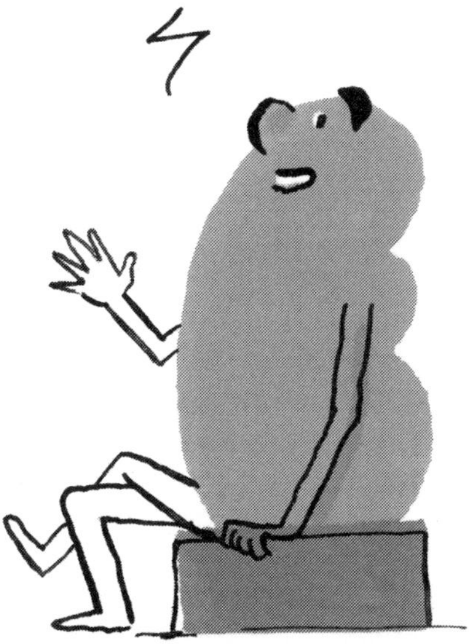

1. Ils sont des plus inefficaces et souvent sources de déséquilibres dangereux pour la santé.

2. Le régime méditerranéen diminue le risque d'infarctus du myocarde, de cancer, d'insuffisance rénale, de maladie du foie gras, de rechute du cancer du côlon et de fractures osseuses.

- Accompagnez ces saveurs du soleil d'un thé vert pour ses senteurs et ses bénéfices sur tous les organes, moi compris[1]. Attention aux excès qui ont conduit cet humain de 56 ans aux urgences pour une insuffisance rénale liée à des dépôts massifs de cristaux d'oxalate dans ses reins. Il buvait chaque jour 16 bols de 260 ml de thé ! La quantité recommandée d'acide oxalique est de 50 mg par jour, il était au-dessus de 1 500 mg. De toute façon, il ne faut pas dépasser 10 tasses par jour, au-dessus il a été rapporté une augmentation du risque de cancer de l'œsophage.
- Et si l'on ajoutait du café à notre quotidien. La légende veut qu'un humain, berger d'Abyssinie (actuelle Éthiopie), ait remarqué l'effet tonifiant de cet arbuste sur les chèvres qui en avaient consommé. On l'appelle aussi K'hawah, qui signifie revigorant en arabe. Outre le plaisir qu'il procure, le café, à raison de 2 à 5 tasses par jour, diminue le risque d'insuffisance rénale chronique[2], du cancer du côlon, des maladies cardiovasculaires et d'Alzheimer, et peut-être du cancer de la prostate.

1. H. Bao *et al.*, *The Green Tea Polyphenol (–)-epigallocatechin-3-gallate and its beneficial roles in chronic kidney disease*, J Tranl Int Med. 2016 ; 4: 99-103.

2. Étude observationnelle sur de grandes cohortes de patients. B. Ha Kil *et al.*, *Association between Coffee Consumption and Renal Impairment in Korean Women with and without Diabetes : Analysis of the Fourth Korea National Health and Nutrition Examination Survey in 2008*, Korean J Fam Med. 2013 ; 34: 265-271.

Ne dépassez pas 6 tasses par jour en raison d'un risque cardiovasculaire plus élevé au-dessus de ce seuil. De plus, si je filtre moins bien (on appelle cela une insuffisance rénale, on se limitera alors à deux tasses de café standard par jour, car il contient du potassium, 116 mg pour une tasse de 230 ml, que je vais avoir du mal à éliminer. Attention, certains additifs peuvent poser problème. Par exemple, une tasse de 230 ml de café *latte* contient 383 mg de potassium et 183 mg de phosphore[1].

- Tous les matins au petit déjeuner, ajoutez un yaourt ou un verre de lait fermenté pour leur goût incomparable et les milliards de bactéries et autres germes bénéfiques qui viendront repeupler les indispensables microbiotes[2]. Les yaourts ou laits artificiellement enrichis en trop gentilles bactéries (probiotiques) produites dans des milieux stériles de laboratoire sont inefficaces[3], ces germes étant dévorés dès qu'elles atteignent l'environnement autrement plus sauvage de la flore intestinale.
- Remplacez les jus de fruits par des fruits entiers. Ne plus avoir le temps d'éplucher tranquillement

1. Le phosphore est plus difficilement éliminé si la filtration du sang par les reins est diminuée.

2. Des colonies de bactéries et autres germes qui habitent notre corps. On devrait plutôt dire que les bactéries nous abritent, elles sont plus nombreuses que les cellules de notre corps !

3. Les produits alimentaires, en particulier des yaourts, qui sont vendus avec comme slogan l'ajout de probiotiques et qui n'ont aucun bénéfice médical démontré.

son fruit et de le manger est déjà le signe que votre rythme de vie est trop rapide. De plus, mes amis humains, la mastication du fruit et sa digestion induisent moins d'augmentation du taux de sucre dans le sang[1] et permettent un apport de fibres qui vont nourrir les microbiotes. Pour un nombre de calories équivalent, la prise de poids sera moindre. Sucre et poids sont mes ennemis, donc les vôtres, ils détruisent mes artères et ils encrassent Benoît sans oublier les artères de Sauveur et de Matteo.

- Si vous voulez pratiquer le jeûne régulièrement, faites-le sous une forme courte, d'environ 16 heures, répété une fois par semaine. Ainsi, ils seront, contrairement à ceux plus longs, sans danger et efficaces sur la perte de poids et les paramètres métaboliques (lipides, taux de sucre) dans votre sang, je le sais puisque je le nettoie avec application. Il suffit de réduire les apports caloriques dans des intervalles de temps définis courts[2], dans une fenêtre de l'ordre de 8 heures, en commençant à s'alimenter tôt dans la journée, par exemple entre 7 et 15 heures et en continuant à s'hydrater tout le long de la journée.

1. Cela implique moins de risque de diabète et de prise de poids et donc de risque cardiovasculaire.

2. M. Tello, *Intermittent fasting surprising update*, www.health.harvard.edu.

Troisième pilier : la sérénité

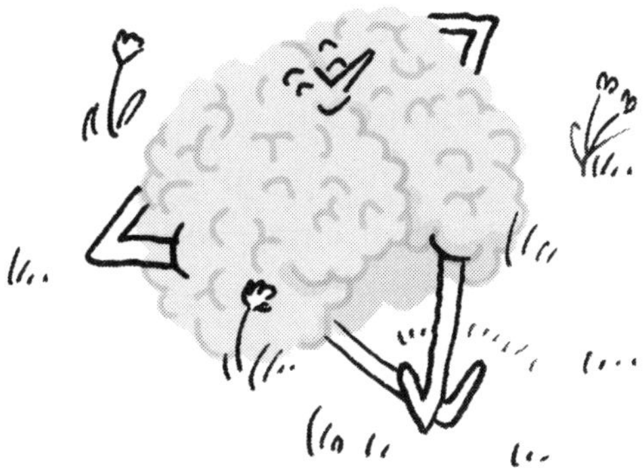

Retrouver la sérénité est un immense défi dans votre monde du toujours plus vite pour le futile et toujours plus tard pour l'essentiel. Le stress est un puissant toxique. Dans la Bible, je suis le siège de la sagesse, et même si, honnêtement, je ne suis pas tout à fait sûr que cela soit vrai, je vais m'autoriser quelques conseils dans ce domaine.

Les conseils de Valentin

- Offrez-vous chaque jour une pause, un bref instant de vie partagé et déconnecté de cette gigantesque pression extérieure. Méditation, respiration profonde, yoga, réflexion sur votre quotidien, vous disposez de tous les outils pour atténuer votre stress.

- Ajoutez-y l'ensemble de mon projet VST et vous pourrez gérer ces flux, de pensées négatives et d'hormones agressives[1] pour vous resituer dans l'instant présent. Je suis très concerné par ce stress chronique[2] qui est un puissant toxique. Il est associé à des maladies qui vont me détruire progressivement, plus vite qu'on croit, diabète, obésité, hypertension, et il empêche de suivre un mode de vie sain, pour moi et mes amis Sauveur, Benoît, Matteo et Colin. Retrouver le calme et ralentir son rythme de vie me protègent[3].

Alain, un humain très sympathique, illustre à merveille cette situation de stress et ses conséquences néfastes. Voici son témoignage :

« "Si vous ne changez rien, vous allez avoir un accident"... déclare le professeur Deray lors de ma dernière visite annuelle. Je le vois depuis trois ans, à la suite d'un épisode cardiaque qui avait entraîné une poussée de créatinine indiquant une insuffisance rénale.

1. Le stress induit des décharges de cortisol, une hypertension, un stress oxydant et de l'inflammation. Gilbert Deray, *Choisissez votre destin génétique*, *op. cit.*

2. A.B. Marino *et al.*, *Stress and the Kidney*, Ad Chronic Kidney Dis. 2015 ; 32: 48-62.

3. Des activités de gestion du stress devraient être proposées à tous les patients qui ont une maladie rénale, en particulier les malades dialysés et transplantés, cela n'existe pas aujourd'hui.

67 ans, 3 enfants, entrepreneur depuis plus de 35 ans, marié, divorcé deux fois et vivant maritalement depuis près de vingt ans, avec 3 enfants à la maison, mon environnement familial et professionnel, loin de tendre vers davantage de sérénité, est générateur d'un stress considérable. Ma santé ne cesse de se dégrader (hypertension, urée, neuropathie périphérique, articulations douloureuses, apnée du sommeil) et, avec l'âge, fatigabilité rapide.

Depuis plusieurs années, à la suite de la liquidation de la société de ma compagne et la détresse dans laquelle cette situation l'a mise, je me suis impliqué dans la reconstruction de sa situation (elle a treize ans de moins que moi), au détriment de mes activités. Par la force des choses, j'en suis venu à y consacrer un temps et une énergie au-delà du raisonnable. Aujourd'hui, j'attends de ma compagne, après sept années d'effort ininterrompu, qu'elle me propose une solution pour pouvoir lever le pied : rien ne vient. Simultanément, je subis l'hostilité de ses 2 enfants (nous en avons un en commun sur les 3 à la maison) pour lesquels, très naturellement, elle prend fait et cause. Tout se passe bien, s'il n'est question ni de la société, ni des enfants, ni d'argent... c'est-à-dire pas souvent.

Très difficile en conséquence de mettre en application les préconisations de mode de vie du professeur. Toutefois, la menace d'un accident a été un déclencheur : pour sortir de cette situation, il y a le combat ou la fuite. Ce sera donc la fuite : nous allons vendre notre appartement et nous séparer. Dans l'intervalle, je trouverai une solution pour la société. Cette décision m'a sorti de mon état d'impuissance et redonné envie de vivre à nouveau ma vie (pas la sienne). De manière inattendue, il y a une semaine, une amie américaine de l'université (en Californie) m'a fait signe : nous ne nous étions pas parlé depuis quarante-cinq ans... le miracle Facebook ! Nous échangeons quotidiennement par email et c'est un bonheur... Je pense aller passer du temps à San Francisco où habite d'ailleurs une de mes filles et son mari. 28 avril 2019. »

Quatrième pilier : le sommeil

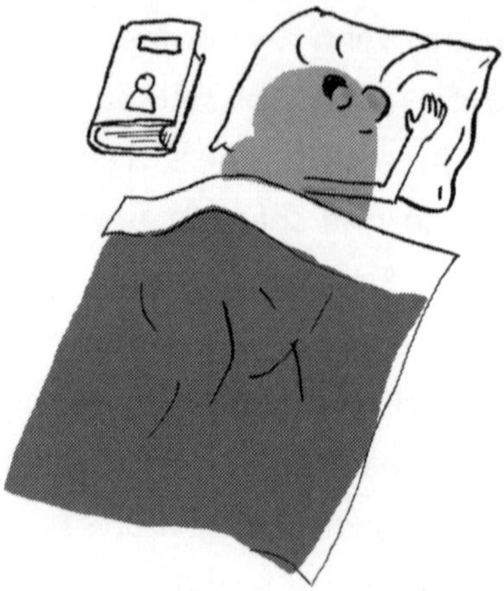

Sauf exception[1], de sept à neuf heures de sommeil vous sont nécessaires pour réparer votre immunité,

1. Les rares personnes qui sont génétiquement des petits dormeurs et à qui 3 à 5 heures par nuit suffisent.

pour que les bonnes hormones soient libérées, pour me protéger et prévenir les maladies[1,2]. Bien dormir est une nécessité vitale et d'ailleurs si vous dormez mal, tous vos organes, donc moi aussi, vont souffrir.

Il est vital de respecter votre horloge biologique. Le « Miracle Morning[3] » est un exemple dramatique de ce que cette société toujours plus avide de consommation peut vous offrir comme pseudo-programme mortel de vie stupide. Proposer de se lever très tôt pour ajouter des activités que l'on ne peut faire dans la journée a rendu son promoteur humain milliardaire et va produire des millions de malades. Même le sommeil est à vendre !

Petits et grands humains, voici le nombre d'heures dont vous avez besoin suivant votre âge :

nouveau-nés : 14 à 17 heures
nourrissons : 12 à 15 heures
bébés (1 à 2 ans) : 11 à 14 heures
jeunes enfants (3 à 5 ans) : 10 à 13 heures
enfants (6 à 13 ans) : 9 à 11 heures
adolescents (14 à 17 ans) : 9 à 10 heures
jeunes adultes (18 à 25 ans) : 7 à 9 heures
adultes (26 à 64 ans) 7 à 9 heures
seniors (> 65 ans) : 7 à 8 heures

1. S.C. Maung *et al.*, *Sleep disorders and chronic kidney disease*, World J Nephrol, 2016 ; 5: 224–232.
2. G.A. Adeseun *et al.*, *The Impact of Obstructive Sleep Apnea on Chronic Kidney Disease*, Curr Hyperten Rep. 2010 ; 12: 378-383.
3. Hal Elrod, *Miracle Morning*, First, 2016.

Je vous donne en annexe des conseils pour vous aider à mieux gérer votre sommeil. Je suis un rein très polyvalent !

Cinquième pilier : le plaisir au quotidien

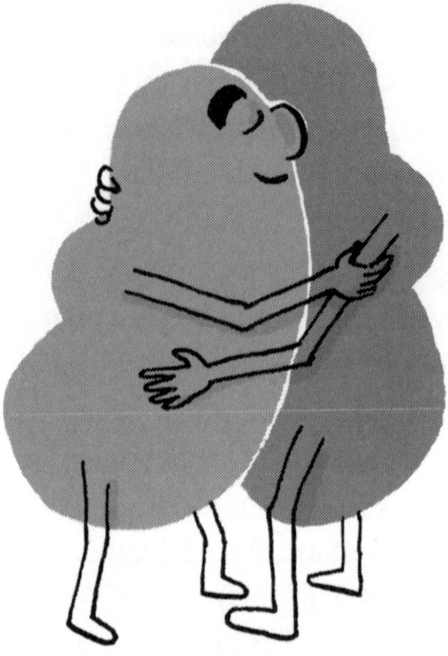

Les instants de plaisir, câlins, musique, lecture, rire provoquent un festival hormonal. Une baisse du cortisol, l'hormone du stress et un déluge d'hormones, dopamine, sérotonine, ocytocine, endorphines qui transfigurent, boostent l'immunité, protègent les organes, préviennent les maladies et retardent le vieillissement.

À tous je conseille 30 minutes de musique et lecture (papier) et au moins 8 câlins où l'on se prend dans les bras chacun pendant 20 secondes par jour. Moins de trois minutes de câlins, et pourtant nous sommes loin du compte dans cette société du repli sur soi. Je sais, vous vous demandez quand vous allez trouver le temps de faire toutes ces activités, enfants, travail et problèmes divers vous en empêchent, la vraie question n'est-elle pas de comprendre pourquoi vous n'avez plus le temps et peut-être le désir de lire et de vivre dans un environnement musical ? De quand date le dernier instant de pause dans votre canapé avec un bon livre dans les mains avec Sting en fond musical ? Vous pouvez changer de chanteur, c'est juste celui dont les reins raffolent… Et d'ailleurs, le traitement des reflux anormaux de l'urine de la vessie vers le rein s'appelle la procédure « STING ». Je vous l'ai dit, la musique me protège !

« Roxanne, you don't have to put on the red light »

Je m'égare, revenons à mon histoire de petit rein aux pouvoirs tout aussi extraordinaires que sa modestie légendaire.

Quels sont les liens entre ces plaisirs quotidiens et moi, Valentin ? Nombreux ! Les bonnes hormones libérées et la baisse du cortisol auront des effets très favorables sur le stress oxydant, l'immunité et l'état des artères, dont les miennes, et protégeront ma capacité à filtrer le sang et à fabriquer ces hormones.

Sixième pilier : éviter les toxiques alimentaires et industriels.

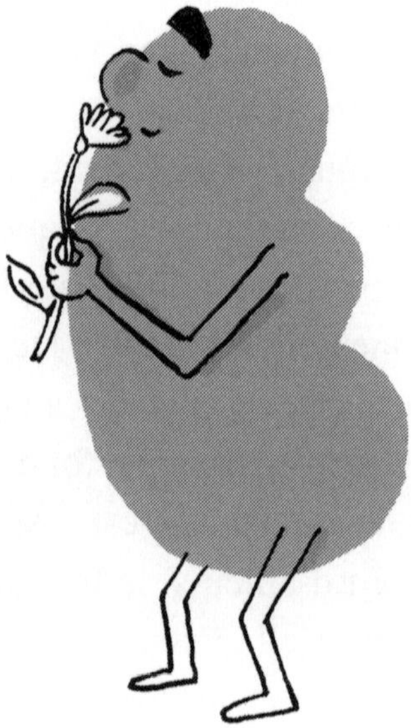

Oui, un effort est nécessaire pour la suppression progressive des toxiques dans votre quotidien, votre vie alimentaire a été déformée depuis votre naissance. Supprimez tous les produits transformés, n'achetez dans les supermarchés que les produits courants pour la maison et quelques produits frais.

Si vous êtes un buveur de sodas, *light* ou non, arrêtez-les, ils sont toxiques pour moi et augmentent le risque de toutes ces maladies chroniques qui vont encrasser les artères. Par exemple, un seul soda par jour suffit pour accumuler de la graisse chez Benoît (maladie du foie gras) et augmenter le risque de cancer.

25 grammes de sucre par jour, soit 5 cuillerées à café ou 5 sucres[1], sont largement suffisants pour les besoins des cellules de votre corps. Remplacez le sucre blanc par le miel[2], qui a des propriétés médicinales exceptionnelles, le sirop d'érable ou le sucre complet.

Je ne suis qu'un modeste rein, mais je ne peux comprendre que nos gouvernants humains aient le droit de vendre une drogue, le tabac, qu'ils savent mortelle. Mon hôte a cédé à cette tentation. N'y voyez aucune leçon de morale, mais je suis juste un rein très triste. Le tabac, est responsable de millions de morts chaque année, et il me tue à petit feu, sans jeu de mots. Fumer double le risque de développer une insuffisance rénale chronique[3]. Et, bien sûr, mes collègues de travail sont tout autant détruits que moi par ce poison mortel.

1. Le nombre de diabétiques dans le monde, 430 millions en 2014, a explosé, ainsi que les maladies qui en résultent. Le diabète est devenu la première cause de dialyse. Littéralement, le sucre nous tue.

2. Le miel est composé de sucre à 70 %, il ne faut pas en abuser.

3. S. Van Laeecke *et al.*, *Smoking and chronic kidney disease : seeing the signs through the smoke ?*, Nephrology Dialysis Transplantation, 2017 ; 32: 403-405.

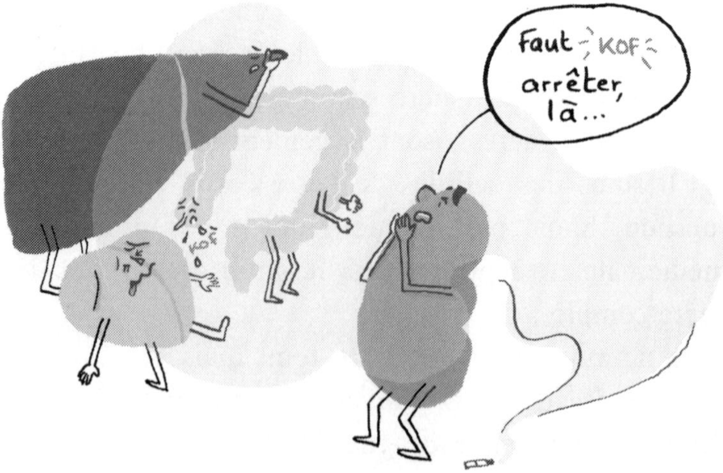

Mes amis humains, votre mode d'alimentation commence tout juste à évoluer favorablement et la consommation de tabac diminue, c'est très bien, mais, dans le même temps, sont apparus les polluants extérieurs, pesticides, plastiques, biocides, contre lesquels se protéger devient quasi mission impossible.

Les pesticides et les plastiques sont toxiques pour nous les reins[1]. Ainsi, au Sri Lanka, en 2015, c'est une véritable épidémie de dialyses qui a conduit à arrêter totalement l'utilisation du glyphosate[2]. C'est pourquoi je recommande à tous ceux qui utilisent des pesticides régulièrement de vérifier si leurs reins

1. M. Valcke *et al.*, *Pesticide exposures and chronic kidney disease of unknown etiology : an epidemiologic review Environ Health*, 2017 ; 16: 49.

2. Il était très mal utilisé, et les agriculteurs étaient soumis à de fortes doses de pesticides.

fonctionnent normalement en faisant doser la créatinémie et l'albumine dans leurs urines. Évidemment, je déconseille à ceux qui ont leurs reins déjà malades d'utiliser des pesticides.

À défaut d'aller vivre avec la tribu des Sentinelles[1] sur l'île North Sentinel, dans l'océan Indien, qui, de toute façon, ne veut pas de vous, voici mes propositions pour atténuer ce déferlement de toxiques dans votre corps et mes urines :

Les conseils de Valentin

- Si possible, consommez des aliments bio, et de saison.
- Lavez vos aliments de cette façon : se laver les mains pendant 20 secondes avec une eau tiède et du savon avant et après avoir préparé les produits frais ; si le fruit est abîmé, enlevez la partie qui n'est pas saine avant de préparer le fruit ou de le manger ; rincez les fruits avant de les éplucher de façon à ne pas transférer les bactéries et polluants du couteau vers l'intérieur du fruit ou du légume ; frottez gentiment le fruit ou le légume sous l'eau. Il n'est pas conseillé d'utiliser un savon ou tout autre produit pour le laver ; utilisez une

1. Les Sentinelles sont un peuple chasseur-cueilleur qui vit coupé du monde extérieur sur l'île de North Sentinel, dans les îles Andaman, un archipel de l'océan Indien faisant partie de l'Inde.

brosse propre pour frotter et nettoyer les fruits et les légumes fermes comme les melons ou les concombres ; séchez les fruits et les légumes avec un papier ou une serviette propre ; enlevez les premières feuilles d'une laitue ou d'un chou-fleur ; conservez les produits périssables à une température inférieure ou égale à 4°C ; faites tremper les fruits et légumes dans de l'eau tiède additionnée de vinaigre blanc ou de cidre[1]. L'on peut ajouter un bain de 15 minutes dans le bicarbonate de soude (une cuillerée à café dans un litre d'eau), suivi d'un lavage à l'eau très attentif.

- Consommez des produits locaux régionaux, originaires de pays à fort contrôle sanitaire. Même la mention CEE ne suffit pas pour garantir votre sécurité. Les scandales récents des vaches polonaises malades et des kiwis italiens illustrent les dérives européennes. Un journaliste polonais a publié des images de bovins traînés la corde au cou, manifestement malades, serrés dans un camion, puis de carcasses entassées et de quartiers de viande visiblement impropres à la commercialisation. Les vaches malades étaient abattues la nuit, à l'insu des vétérinaires. La Pologne étant un important exportateur de viande dans toute

1. Une tasse à thé de vinaigre pour un litre d'eau. L'odeur du vinaigre peut être entêtante, rincez fruits et légumes sous un filet d'eau. Essuyez à l'aide d'un torchon propre.

l'Europe, il n'est pas étonnant que de nombreux pays, dont la France, aient été approvisionnés par cette viande toxique. Les milliers de tonnes de kiwis italiens récemment commercialisés en France avec une appellation « origine française » souligne la nécessité de contrôles très stricts dans la mesure ou les normes sanitaires sont différentes entre ces deux pays avec des pesticides autorisés en Italie et pas en France.

- Achetez des produits qui indiquent le lieu exact de la production du produit et non celui de son conditionnement. Je vous conseille aussi de refuser les produits qui indiquent une provenance mixte dans et hors l'Union européenne sans vous préciser la part de chaque origine. Le miel chinois est trop souvent mélangé ou même composé uniquement de mauvais sirops de sucre. Nous devons rester prudents sur les bienfaits de la mondialisation alimentaire. Être un rein sans neurones n'empêche pas de réfléchir à l'évolution de ce monde, il est vrai, avec l'aide de Matteo…
- Aérez la maison ou l'appartement, l'air intérieur étant toujours plus pollué que celui extérieur.
- Utilisez moins de produits domestiques agressifs, comme l'eau de javel, évitez bougies parfumées et sprays.
- Achetez des produits cosmétiques sans rétinol et de préférence bios et évitez les déodorants avec de l'aluminium.

- Évitez les produits qui contiennent l'un des éléments suivants : parabènes, silicones, phtalates, phénoxyethanol, triclosan, alkyl phénols, résorcinol, filtres chimiques à UV, lilial.
- Supprimez tous les produits qui ont un de ces deux signes :

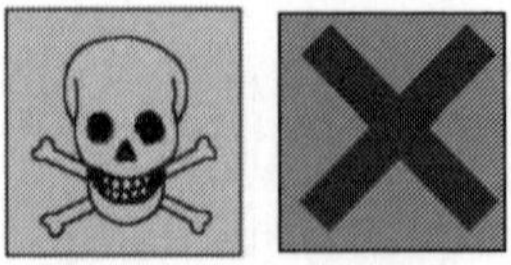

- Pour le nettoyage, utilisez le vinaigre blanc, le bicarbonate de soude ou le savon noir.
- Évitez les nombreux additifs industriels qui sont toxiques pour moi et aussi, Benoît, Colin, Sauveur et Matteo : Les nanoparticules de dioxyde de Titane (le E171)[1], le jaune de quinoléine (E104) utilisé pour colorer les bonbons et les rendre plus attractifs pour nos enfants et qui est déjà banni aux États-Unis et en Australie, l'Amarante (E123), le Triclosan, les colorants azoïques (E102, E110, E123, E124, E154 et E155, E319), entre autres[2]…

La longueur de cette liste illustre la nécessité de bouleverser votre environnement en refusant de vous

1. Cet additif sera interdit à partir de janvier 2020, enfin !
2. Évitez aussi les additifs suivants : E127, E131, E142, E154, E160, E163, E154, E102, E110, E120, E125, E126, E120, E173 et E175.

laisser envahir par tous ces produits censés vous faciliter la vie et qui en fait vous l'empoisonnent.

Et ce n'est pas tout, il y a ce petit nouveau qui insidieusement depuis cinquante ans, s'est infiltré dans le moindre recoin de votre quotidien.

Devinette : je suis du pétrole, noir, poisseux et extrêmement toxique qui s'est déguisé en un objet multicolore, résistant, sympathique, indispensable, qui est dans votre cuisine, vos voitures, vos avions, en fait partout. J'ai envahi votre planète, jusqu'au plus profond des océans et sommet des montages, Qui suis-je ?

...

Le plastique

Un nouvel ennemi a surgi, le plastique. Il détruit la faune et la flore, vous le savez, mais il est aussi directement toxique pour votre santé. Les micro- et nanofibres de plastique vont pénétrer dans votre sang par les poumons et le tube digestif, et se déposer dans vos organes, moi compris. Là, ils vont créer de l'inflammation, première étape vers le cancer, la destruction des organes et les maladies auto-immunes.

Le plastique ce sont aussi des milliers d'additifs pour modifier sa rigidité, sa résistance au feu ou sa solidité et ils sont bien sûr hautement toxiques. Vous connaissez les phtalates et le Bisphénol A, mais il y en a de nombreux autres. Contrairement à ce qui a été affirmé ils seront libérés dans vos aliments, dans l'eau que vous buvez et dans l'air que vous respirez. Pour le Bisphénol A qui a été supprimé des objets en plastique en contact avec les aliments, ne vous faites aucune illusion, il est toujours là et massivement du fait de sa présence dans tous les autres objets en plastique dont il va s'échapper. Ensuite, vous le consommerez par le contact, la respiration et même les aliments, en particulier les poissons, qui auront avalé les fibres de plastique, puis vous le retrouverez dans votre sang et mes urines. Plus grave encore, si cela est possible, pour les contenants en plastique en contact avec vos aliments, dont les biberons de vos enfants, le Bisphénol A a été remplacé par ses cousins, les Bisphénols S, F et autres, qui sont tout aussi toxiques. Et ce n'est pas tout, les fibres contenues dans les océans, en raison de leurs propriétés hydrophobes vont attirer d'autres toxiques, pesticides, métaux lourds qui vont s'y fixer et que vous allez donc abondamment absorber lorsque vous mangerez des produits de la mer. Un cocktail toxique explosif que l'on vous impose massivement. J'aurais préféré vous parler de mes superpouvoirs que j'utilise uniquement pour vous garder en bonne santé et vous permettre de vivre librement. Ce discours anxiogène m'attriste mais, pour réagir, et c'est possible, vous devez être informé et prendre la mesure des dangers qui vous menacent. Vous devez « déplastifier » votre environnement, et ce sera compliqué, car vous en êtes envahis.

Pour le bannir voici quelques astuces.

Les conseils de Valentin

- Ne stockez pas les aliments et boissons dans des containers en plastique.
- Changez vos ustensiles de cuisine pour ceux en bois ou en bambou et arrêtez avec les assiettes, gobelets et couverts en plastique.
- Chaleur et plastique font très mauvais ménage. La chaleur va faire libérer les toxiques du plastique dans vos aliments et boissons. Ne remuez pas vos pâtes ou votre riz et ne les filtrez pas avec un ustensile en plastique (spatules, passoires), la chaleur va propager les toxiques, bisphénol, phtalates et vous allez allègrement assaisonner vos aliments avec ces perturbateurs endocriniens cancérogènes. Bien sûr, ne réchauffez pas vos aliments au micro-onde dans un récipient en plastique et évitez les films plastiques pour les protéger. Vous pouvez les remplacer par des bee wax ou du tissu en coton, ou tout simplement une assiette. N'utilisez pas non plus le silicone si vos aliments contiennent des huiles ou si vous les chauffez.
- Choisissez du thé en feuilles et non en poudre mis dans des sachets qui le plus souvent sont en plastique. Les produits toxiques, adjuvants, catalyseurs, solvants et autres que contiennent les polymères de plastique vont être libérés au contact de la chaleur de l'eau du thé. Si la température de

fusion de ces matériaux en plastique est très élevée (> 300 °C), ce qui est rassurant, celle de leur transition où ils commencent à libérer des produits toxiques est beaucoup plus basse, inférieure à celle de l'ébullition de l'eau, ce qui est très inquiétant. Des sachets biodégradables commencent à apparaître, ils sont nettement préférables.

- Ne consommez pas de poisson plus de deux fois par semaine, en particulier les fruits de mer dont nous mangeons le tube digestif qui contient les fibres de platique, cela est particulièrement vrai pour les mollusques qui se nourrissent en filtrant l'eau de mer et sont donc très exposés à une haute concentration de fibres de plastique.
- Refusez les sacs plastiques et les tickets de caisse, ils contiennent du bisphénol A, qui va pénétrer votre corps par la peau et finissent dans les océans.
- Supprimez progressivement tous les objets en plastique qui meublent votre intérieur, chaises, tables, lampes, jouets… etc.
- Vérifier le chiffre associé au pictogramme qui est indiqué sur votre objet en plastique, il varie de 1 à 7. N'utilisez que ceux qui portent les chiffres 2, 4 et 5.
- Je vous parlerai plus spécifiquement des bouteilles en plastique dans mon prochain chapitre sur l'eau, pas triste non plus.

Je réalise parfaitement que ce n'est pas simple, notre monde est « plastifié », mais c'est à ce prix que vous sauverez votre santé et… que vous éviterez la colère de vos organes, moi en premier.

Je suis un rein écolo-responsable très en colère !

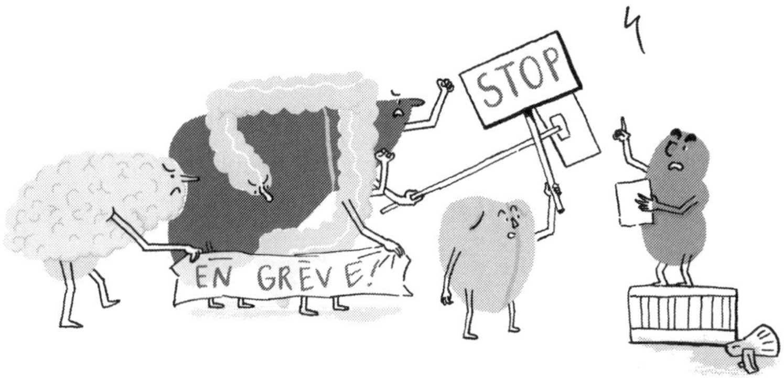

DÉCLARATION SOLENNELLE DES ORGANES

« Nous sommes très en colère ! Nous ne pourrons assurer indéfiniment l'épuration des pesticides, plastiques, médicaments et autres toxiques dont vous nous abreuvez. C'est un désastre et si vous ne réagissez pas, nous allons déclarer l'Alzheimer, l'insuffisance cardiaque, la maladie du foie gras, le cancer, et moi, Valentin, l'insuffisance rénale. Et, contre notre gré, nous avons déjà commencé !

C'est tout votre environnement que vous détruisez. Comme ces crevettes nourries aux antidépresseurs[1] et

1. Santé des crevettes : halte à la prescription des antidépresseurs. Haute autorité de santé. HAS.fr

à la cocaïne, déversés via les urines dans les océans[1], et, ainsi désinhibées, celles-ci sortent allégrement de leur environnement protecteur pour… se faire dévorer dans la plus totale hébétude de l'optimisme sous-marin retrouvé. Cette histoire réelle illustre votre impact sans limite sur la vie sur terre

Amis humains, il est temps de vous y mettre, si vous appliquez toutes mes recommandations, on vous gardera en très bonne santé[2]. N'attendez pas d'être malade pour vous occuper de vos reins. C'est ce qui est arrivé à Frank, écoutez son témoignage.

« "Vous ne pouvez pas partir." Le verdict est sans appel. Nous sommes le mercredi 20 décembre 2017, soit 48 heures exactement avant notre départ en Thaïlande avec mon épouse, mes deux fils et dix amis. Un voyage prévu et préparé depuis un an et demi. Et là, le ciel me tombe sur la tête. À la simple lecture de mes résultats d'analyses, mon endocrinologue m'interdit ce voyage dont je rêve depuis si longtemps… En échange, il m'offre de passer les fêtes entre cabinets médicaux, radios, scanner et hôpital. Jeudi 28 décembre, j'ai mon premier rendez-vous avec le professeur Deray, néphrologue. Je ne savais même pas ce qu'était la néphrologie avant ce jour. Pour me punir,

1. La sérotonine est le médiateur dont les taux sont augmentés par les antidépresseurs pour améliorer l'humeur.

2. Une vie saine baisse de 80 % le risque de maladies chroniques : insuffisance rénale, diabète, cancer, maladies cardiovasculaires, maladie d'Alzheimer.

il m'envoie passer trois jours dans son service à La Pitié, dès le 2 janvier, pour effectuer une biopsie rénale. Ça tombe bien, j'ai pas du tout envie de faire la fête, alors j'y serai et en pleine forme, enfin presque. À l'hôpital, le diagnostic est confirmé. Il s'agit bien d'un syndrome néphrotique[1] et, apparemment, c'est assez grave. Une glomérulonéphrite extra-membraneuse. Une maladie auto-immune dont on ne connaît pas le facteur déclenchant paraît-il. J'en apprends tous les jours. Je sors de l'hôpital le jour où mes amis rentrent de Thaïlande. Qu'ils ont dû s'embêter pendant 2 semaines là-bas alors que moi j'ai tellement de choses à leur raconter, à leur apprendre. Mais plus sérieusement, on fait quoi maintenant ? On sait ce que j'ai, donc on va me guérir, non ? Mon second rendez-vous avec le professeur Deray a lieu un mois plus tard, le 1er février 2018. Mon épouse m'accompagne pour me soutenir et aussi pour m'aider à bien comprendre ce qu'il va me dire, car je ne suis pas toujours très attentif. Il m'explique ce qu'est ma maladie et la fonction du rein. Tout me semble confus. Moi je veux savoir pourquoi je suis tombé malade et surtout comment on guérit. C'est simple, non ? Le professeur me dit bien qu'un traitement récent existe, mais que l'on va attendre. Une rémission n'est pas à exclure. Cela dépendrait aussi de moi. Nous serions en partie responsables de ce qui nous arrive. Notre mode de vie, le stress, notre vision du monde, l'alimentation, le sel, ce poison... il nous parle du régime méditerranéen. Voilà enfin quelque chose qui

1. L'albumine fuit dans les urines en quantité importante.

me parle, moi qui suis d'origine italienne. Mais au fait, je suis venu consulter un néphrologue, pas un nutritionniste et encore moins un psy. En sortant du rendez-vous je regarde mon épouse et lui dis : « Je n'ai rien compris. » Elle ne tentera pas de m'expliquer. Elle sait qu'il me faudra du temps et certainement plusieurs voix pour que j'y voie clair… Mon prochain rendez-vous avec le professeur est programmé pour le 29 mars. Dans deux mois ! À part un traitement pour limiter les effets de la maladie et le régime sans sel, rien pour guérir… ? Je n'y comprends vraiment rien. Mais durant ces 2 mois, petit à petit, les mots du professeur vont me revenir. "Vous avez besoin de moi pour guérir, mais c'est moi qui ai le plus besoin de vous…" Aidé par mon épouse qui me fait découvrir le "lâcher-prise" et, par la même occasion, le yoga, mon endocrinologue réussit après deux tentatives à m'envoyer entre les mains d'un docteur en médecine chinoise. Moi, faire de l'acupuncture ? Jamais ! Enfin jusqu'à mes 50 ans du moins ! Un ami proche me fait découvrir le shiatsu et le magnétisme. J'en ressors déboussolé et accro. J'apprends aussi à prendre du recul sur mon travail, à changer mes priorités et, par conséquent, mon angle de vision sur la vie en général. Lorsque je revois le professeur pour la troisième fois, mes résultats sont toujours mauvais et mon état ne s'est pas vraiment amélioré. Mais peut-être que mon esprit, lui, s'est ouvert et, sans le savoir aussi, j'ai peut-être déjà trouvé une clé. Le professeur décide de me faire commencer le fameux traitement en me prévenant de son efficacité sur 60 % des patients. Seulement ? Mais je veux en faire partie. Je ferais n'importe quoi pour ça. D'ailleurs, j'ai déjà commencé mon régime méditerranéen. En plus du shiatsu, de l'acupuncture, du lâcher-prise. Maintenant il me tarde d'essayer le Rituximab. Le 24 avril, ce sera la première injection, le 23 mai la seconde. Je veux croire que le traitement sera efficace sur moi. Je le veux vraiment. L'été va se passer avec le sentiment réel que ma santé s'améliore, malgré les effets secondaires du traitement. Je les supporte et, surtout, je les accepte, car je me dis que je suis réceptif et ça m'encourage. D'ailleurs, mes analyses vont dans le bon sens, alors le professeur me programme deux séances supplémentaires, le 21 et le 28 novembre. Double dose en une semaine. Et quel plaisir de retrouver ces infirmières avec lesquelles je dialogue beaucoup pendant mes perfusions ! Cela m'aide énormément, car j'y vais sans appréhension, elles font partie de mon traitement et, j'espère, de ma guérison.... Les effets secondaires sont encore là, mais mes analyses continuent de progresser. J'ai comme le sentiment d'une réaction en chaîne. Un cercle vertueux. Après une année, je commence enfin à voir le bout du tunnel. Je ne suis pas guéri, mais je vais mieux, et j'ai surtout cette impression de maîtriser une partie du processus de guérison. Il me semble bien que le professeur m'avait indiqué le chemin, mais il m'appartenait de le trouver pour y parvenir. Je ne suis pas infaillible et je garde encore de vieux réflexes, bien sûr, mais j'ai appris à mieux me connaître. Lors de ma dernière consultation, le 9 avril, le professeur me fait comprendre qu'il sera toujours là quoi qu'il arrive dans l'évolution de ma maladie, mais qu'avant tout ce n'est pas lui le plus important. Qui alors ? Ma famille, mes amis, le traitement, le docteur en médecine chinoise, le shiatsu, le régime méditerranéen... Moi ? Je ne chercherai pas à savoir, car je me plais à penser que c'est le fruit d'un ensemble d'éléments sans hiérarchie. Je demande alors au professeur si mon épouse et moi pouvons envisager de faire un grand voyage. À la lecture de mes résultats d'analyses, il lève les yeux et me répond : "Vous pouvez partir." »

Mon projet de vie et de santé VST est complet, et j'espère que vous allez l'appliquer, il est simple, agréable, et il va vous / nous garder en bonne santé ! Je vous rappelle que sans nous, Sauveur, Benoît, Colin et moi, vous allez avoir du mal à vivre normalement et encore moins très longtemps.

Mais il manque un personnage principal : l'eau, qui représente plus de 60 % de notre corps et dont je suis, moi Valentin, le principal gestionnaire pour mon humain. Contrairement à mon ami Colin, je ne peux pas éliminer de matières solides, je dois produire de l'urine pour diluer et évacuer les détritus du corps. Boire beaucoup ne sert à rien, mais boire est vital ! Alors, quelle eau faut-il boire, et quelle quantité ?

VI

Nous ne sommes que de l'eau, il faut donc boire, mais quoi ?

Le corps est une inscription sur de l'eau.

Proverbe tamil

Nous ne sommes (presque) que de l'eau.

Avec Benoît, je suis le plus liquide de tous les organes. Composé de 83 % d'eau, je me demande bien comment je tiens sur mon uretère ! Sauveur et Matteo ne sont pas loin, à 78 %. Pour notre humain, l'eau représente 65 % de son organisme, 48,5 litres pour une personne de 70 kilos. Un nouveau-né est constitué de 75 % d'eau !

Cette eau est essentielle pour les humains. Elle permet les réactions chimiques des cellules, le maintien de la température intérieure du corps et l'élimination des déchets par les urines que je produis.

Notre eau est vitale et, sous peine de mort rapide, il faut en maintenir les stocks dans le corps. Sans aucun apport d'eau, un humain ne peut survivre que 4 jours, pour 40 jours sans manger, au repos et sans chaleur excessive.

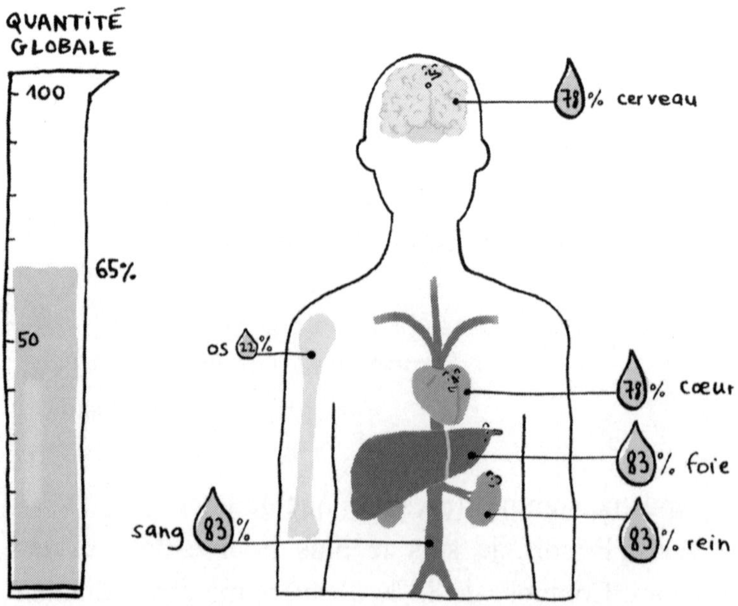

LE POURCENTAGE D'EAU DANS LE CORPS

Combien mon humain doit-il boire tous les jours pour vivre normalement ? Le minimum de liquide nécessaire est déterminé par les pertes obligatoires, qui, dans des conditions de vie standard, sont de l'ordre de 2,5 litres par jour, via mes urines, la respiration et la transpiration[1]. C'est donc à peu près la quantité moyenne d'eau quotidienne que mon hôte doit boire, en sachant qu'environ 1 litre est apporté par les aliments et 1,5 litre par les boissons. Ces chiffres

1. Pour un adulte de taille moyenne, vivant en région tempérée et ne fournissant pas d'effort physique particulier.

ne sont que des moyennes. Ne vous forcez pas à boire les classiques 8 verres par jour. Votre Matteo va vous indiquer ce qu'il faut faire en modulant l'activité de son centre de la soif. Laissez-vous juste guider par votre envie de boire.

Les signes que vous manquez d'eau et que vous devez boire :

- La soif
- Bouche et langue sèches
- La production de sueur et d'urines diminue
- Des maux de tête
- Des nausées et des vomissements
- La fatigue
- Des vertiges
- Des bourdonnements d'oreilles
- Une baisse de la concentration et des performances intellectuelles et physiques
- Regard terne et yeux enfoncés
- Des urines orange foncé
- Une tension artérielle basse
- Une fréquence cardiaque qui s'accélère

À l'opposé, boire trop d'eau peut être dangereux quand Sauveur ou moi-même ne fonctionnons pas normalement (insuffisance cardiaque ou rénale). Vous risquez une intoxication à l'eau avec des troubles de la conscience. Boire beaucoup ne vous sera utile qu'avant et après un exercice physique, en cas de grosse chaleur, ou si vous perdez de l'eau avec une diarrhée ou des vomissements, également pour prévenir les infections urinaires et les lithiases (pierres) dans mes voies urinaires. Même si je fonctionne normalement et dans des conditions de vie normale, mon humain ne doit pas boire plus de 8 litres par jour, car c'est ce que je peux éliminer en 24 heures. Au-delà, l'eau va s'accumuler, provoquant des troubles de la conscience et des vomissements. Dans la potomanie[1], cette consommation compulsive très excessive d'eau, jusqu'à 10 litres ou plus par jour, peut devenir mortelle.

Imaginons que vous soyez en vacances dans le désert de Gobi, en Mongolie, + 50° à l'ombre le jour et – 40° la nuit.

Le jour, les pertes d'eau par la peau et la respiration peuvent atteindre 3 litres par heure. Si rien n'est fait, vous serez mort très rapidement (et moi avec !), une réaction immédiate est donc nécessaire.

Matteo va activer son centre de la soif[2] pour déclencher l'envie de boire. Dans le même temps, son hypophyse[3] m'adresse, via le sang, une hor-

1. La potomanie est une pathologie psychiatrique qui se caractérise par un besoin irrépressible de boire de l'eau.

2. Le centre de la soif se situe dans l'hypothalamus qui est une petite région située au cœur du cerveau.

3. L'hypophyse, ou glande pituitaire, est une petite glande endocrine de la taille d'un raisin qui se situe à la base du cerveau. Elle

mone[1], la vasopressine, qui va gentiment me demander de diminuer le volume d'urine. Boire plus et moins éliminer d'eau va permettre de préserver la quantité de liquide dans votre corps, nécessaire à sa survie.

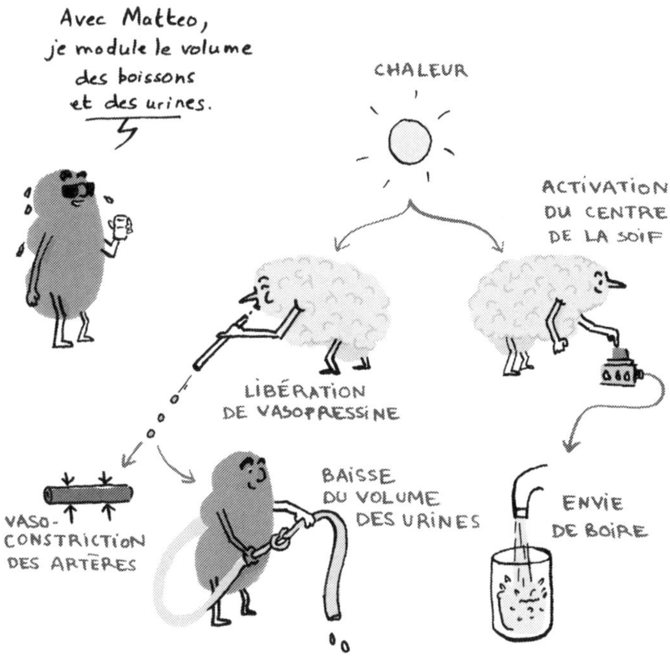

CHALEUR ET SOIF

est suspendue à une autre structure, l'hypothalamus, par la tige pituitaire.

1. L'hormone antidiurétique (ADH) ou vasopressine est une hormone favorisant la réabsorption de l'eau par le rein au niveau du tubule. Elle diminue le volume des urines.

À l'inverse, la nuit, malgré votre duvet, le froid entraîne chez vous une envie pressante d'uriner qui va vous obliger à sortir de votre abri et à affronter les vipères et les léopards de Gobi. Cette baisse brutale de température provoque un rétrécissement des artères au niveau des extrémités : pieds, mains, pour rediriger le sang vers l'intérieur du corps et garder la chaleur interne. Cet afflux de sang induit une hausse de la pression sanguine. Pour la faire diminuer, le cerveau bloque la sensation de soif et, avec Sauveur, via des hormones[1], me demande d'évacuer plus d'eau, en augmentant mon volume d'urine, CQFD !

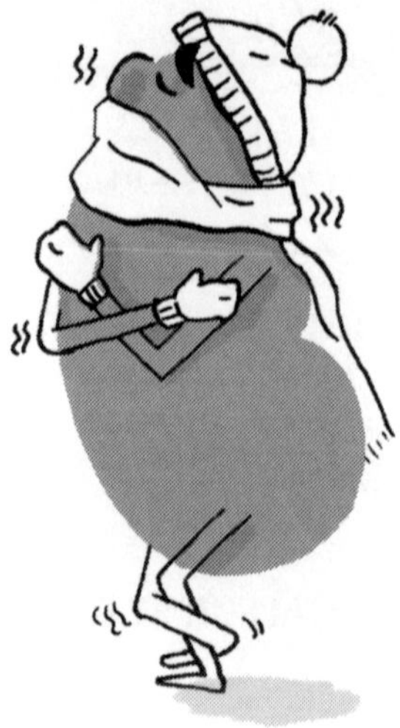

FROID ET ENVIE D'URINER

1. En diminuant la quantité de l'hormone antidiurétique pour le cerveau et en augmentant celle du facteur atrial natriurétique pour le cœur.

Tout cela, sans que jamais vous n'ayez à vous en préoccuper et même à y réfléchir, ce qui vous permet de boire et de manger en toute liberté et de vivre dans des conditions climatiques très variées.

L'eau est vitale, mais laquelle boire ? Vous disposez de l'eau du robinet, de celle filtrée en carafe, sans oublier les eaux vendues en bouteille, de source[1] ou minérale.

L'eau du robinet

Elle est à votre disposition après des traitements spécifiques, qui incluent la dénitratation par résines échangeuses d'ions et l'élimination des pesticides par des processus de filtration à charbons actifs. Cela en fait l'aliment le plus contrôlé au monde. Elle est donc très sécurisée[2]. Ses risques potentiels résident dans l'ajout de chlore, le plomb lié au passage dans les canalisations et la possibilité de contaminations bactériennes et par les polluants extérieurs (plastique, pesticides, aluminium, nitrates, médicaments…). Analysons ensemble la présence et les risques de chacun de ces

1. Les eaux de source sont régies selon les mêmes règles que l'eau du robinet. En revanche, elles ne doivent pas subir de désinfection. Leur composition peut varier dans le temps, contrairement aux eaux minérales.

2. Vous pouvez vérifier la qualité de votre eau potable sur : solidarites-sante. gouv.fr

toxiques avec quelques chiffres et noms de maladies vouées à disparaître.

Pour le goût du chlore, la quantité est très faible et non toxique, équivalente à une goutte dans cinq baignoires de 200 litres. Cette goutte détruit les dernières bactéries et préserve la qualité bactérienne de l'eau tout au long de son parcours dans les canalisations. Elle est indispensable, et pour le goût chloré, que souvent vous n'aimez pas, on peut le faire disparaître en mettant son eau du robinet au frigo pendant une heure.

Le saturnisme (maladie secondaire à l'intoxication par le plomb) lié à l'eau du robinet a disparu en raison de la suppression de la majorité des canalisations en plomb[1] et de l'ajout d'orthophosphates[2].

L'eau du robinet représente moins de 5 % de l'exposition alimentaire des humains aux pesticides. En France, en 2014, 94 % de la population des humains a reçu une eau contenant moins de 0,1 microgramme/l de pesticides, seuil de conformité. Seulement 0,005 % ont reçu une eau non conforme et dangereuse pour la santé et 6 % (concentration > 0,1 microgramme/L) une eau

1. Le saturnisme domestique est uniquement dû aux peintures au plomb.

2. Les orthophosphates sont des sels dérivés de l'acide phosphorique, qui permettent d'inhiber la corrosion des canalisations et d'éviter la dissolution du plomb dans l'eau *via* la formation d'une couche protectrice sur la surface des parois interne des canalisations.

La limite de qualité (LQ) pour le paramètre plomb (Pb) dans ces eaux est de 10 µg/L depuis décembre 2013.

non conforme mais sans risque sanitaire, des chiffres rassurants.

L'eau du robinet respecte la norme de nitrates, fixée à 50 mg/l grâce à la multiplication des traitements et à la fermeture de certains captages. On ne voit plus aujourd'hui de cas de maladie de l'hémoglobine due à la présence de nitrates dans l'eau qui, autrefois, touchait les enfants[1].

En 2014, environ 32 % des usagers ont été alimentés avec une eau traitée avec des sels d'aluminium et, parmi eux, 97,6 % ont reçu une eau conforme aux normes.

Enfin, des résidus de médicaments sont retrouvés dans l'eau potable. Les molécules les plus fréquemment retrouvées sont les neuroleptiques et les anti-inflammatoires, mais à des doses entre 1 000 et un million de fois inférieures aux doses thérapeutiques.

Si l'on considère l'ensemble des toxiques, en 2018, 95,6 % des Français ont été alimentés en permanence par une eau de très bonne qualité et conforme à l'ensemble des paramètres sanitaires. La proportion atteint 97,8 % sur les paramètres microbiologiques (virus, bactéries…) et 99,4 % sur les nitrates. Je trouve ces résultats plutôt bons pour un produit consommé sur tout le territoire de façon massive.

Néanmoins, nous, les reins, qui gérons l'utilisation de cette eau dans votre corps, nous la souhaiterions de

1. Néanmoins, il est déconseillé de préparer un biberon pour un bébé de moins de 6 mois avec une eau affichant plus de 10 mg/l de nitrates.

qualité pour 100 % de nos humains et cela n'est pas simple, en particulier dans certaines zones géographiques. En Bretagne, les sols, les eaux souterraines et les rivières sont polluées par les nitrates en raison des cultures intensives et des élevages de cochons. En Auvergne, les humains sont confrontés à l'arsenic, présent naturellement dans l'eau des régions volcaniques. Ces zones où la concentration d'arsenic reste à la limite supérieure de la normale génèrent des incertitudes quant au risque de cancer sur le long terme. Dans ces régions, l'eau du robinet devra être très attentivement surveillée.

Vous pouvez encore très facilement améliorer l'eau du robinet.

Les conseils de Valentin

- Laissez couler l'eau 1 minute avant de la consommer, surtout le matin pour éliminer les particules.
- Pour préparer un café ou faire cuire des pâtes, faites couler de l'eau froide plutôt que de l'eau chaude qui a stagné dans les ballons.
- Faites attention si vous habitez un habitat ancien, antérieur à 1948, les canalisations peuvent encore être en plomb (se renseigner auprès de sa mairie).
- Pour les bébés humains, en plus des conseils précédents :
    - Nettoyez la tête du robinet.

– N'utilisez pas d'eau ayant subi une filtration ou un adoucissement, ces systèmes pouvant favoriser la multiplication des micro-organismes.

L'eau du robinet est de bonne qualité, même s'il faut rester très vigilant sur le respect des normes et leur validité, la présence de nombreux autres toxiques non évalués et les conséquences au long terme des produits indésirables.

Globalement, l'eau du robinet me satisfait, mais, comme beaucoup de reins, dans cette ambiance de pollution généralisée, je voudrais une eau la plus saine possible dans le sang, dans mes glomérules et dans mes urines !

S'il existe une eau meilleure que celle du robinet, je suis intéressé, même si elle coûte plus chère.

Deux alternatives, vous sont proposées, l'eau filtrée et celle en bouteille.

L'eau filtrée

Les carafes filtrantes vous proposent de filtrer l'eau du robinet à l'aide d'une cartouche qui contient de la résine échangeuse d'ions et du charbon actif. Il suffit de placer sa carafe sous le robinet et la filtration est quasi instantanée. Mais attention, ces carafes filtrantes ne sont pas conçues pour rendre potable une eau qui ne le serait pas. Un chiffre d'affaires d'au moins 500 millions dans le monde et des millions d'utilisateurs, est-ce utile ?

Malheureusement, leur seul intérêt est d'enlever le chlore et le calcium, car leur efficacité sur les toxiques (pesticides, hormones, médicaments, plastique) est nulle. Concernant le plomb, l'intérêt de la filtration est inexistant, l'eau du robinet étant déjà très surveillée à cet égard[1]. Argument avancé par les industriels humains vendeurs de carafes : celles-ci permettent de diminuer le nombre de bouteilles d'eau minérale consommée et donc de protéger notre environnement. Mais alors pourquoi ne pas consommer l'eau du robinet qui est 60 fois moins chère ?

De plus, cette eau filtrée en carafe n'est pas exempte de risque :

- La baisse du pH induite par les filtres est responsable de la libération dans l'eau de certains métaux et autres éléments indésirables (ions argent, sodium, potassium, ammonium), en particulier quand elle est chauffée au contact d'ustensiles en métal ou en céramique (bouilloire, casserole)[2].
- Le calcium qui est enlevé est utile pour compléter l'insuffisance de l'apport alimentaire. C'est pourquoi l'eau du robinet, souvent qualifiée

1. J'ai contacté la firme Brita par téléphone et mail, sans obtenir de réponse référencée sur ce sujet.

2. Toutefois, l'agence de sécurité sanitaire a indiqué que, sur ce point, les données disponibles ne permettent pas de mettre en évidence un risque pour la santé du consommateur.

de dure pour nos installations sanitaires est, selon l'OMS, bonne pour la santé en particulier cardiovasculaire. Votre corps n'est pas une machine à laver !

- L'agence de sécurité sanitaire a mis en garde contre de possibles contaminations microbiologiques dues à un mauvais usage desdites carafes et au fait, paradoxe, que le chlore a été enlevé et donc ne protège plus contre la prolifération des bactéries[1] : « En 2010, nous avions déjà effectué des analyses montrant que si les carafes filtrantes tiennent plutôt bien leur promesse en laboratoire, il en va autrement quand elles sont utilisées à la maison. À domicile, les contaminations bactériologiques sont quasi systématiques et sur les 31 foyers s'étant prêtés à l'expérimentation d'une carafe, tous voyaient la qualité de leur eau dégradée par la carafe filtrante. »

Boire une eau plus saine que celle du robinet et moins chère que celle en bouteille, voilà la promesse qui n'est pas tenue par les vendeurs de carafes filtrantes. À part l'avantage d'enlever le chlore et donc de modifier le goût, rien d'autre n'est filtré et en particulier pas les médicaments, ni le plastique, ni les hormones ni les pesticides.

Et si, malgré mes remarques, vous continuez à boire une eau filtrée, voici quelques conseils de l'agence

1. ANSE, 14 mars 2017.

de sécurité sanitaire pour limiter la prolifération bactérienne :

- Respectez le mode d'emploi et les éventuelles restrictions ou précautions d'usage : nettoyage de la carafe, remplacement régulier de la cartouche, pas de mise en contact de l'eau filtrée avec certains ustensiles en métal ou en céramique, particulièrement lorsque l'eau est chauffée, pas d'alimentation des nourrissons, consultation d'un médecin pour les personnes suivant un régime alimentaire contrôlé notamment pauvre en sodium ou potassium.
- Conservez la carafe filtrante et son eau au frigo.
- Consommez l'eau filtrée dans les 24 heures après filtration.

L'eau minérale

Une autre option est l'eau minérale qui vous vient directement de la nature sans passer par des canalisations, sans chlore et sans intervention industrielle. Les eaux minérales ne répondent pas à la même réglementation que l'eau du robinet. Leur composition doit rester stable dans le temps et, comparées à l'eau du robinet, elles ont droit à peu de traitements. On peut intervenir sur le fer, le manganèse, le fluor, mais on ne fait aucune désinfection et elles ne sont pas filtrées pour les débarrasser des éventuels toxiques extérieurs. Situation absurde, certaines eaux minérales ne seraient pas considérées comme potables si on comparait leurs analyses à celles du robinet.

De l'eau qui arrive directement de la montagne sans le moindre ajout, sans doute un rêve pour les milliards d'humains qui consomment les 90 milliards de bouteilles vendues chaque année, pour un chiffre d'affaires de plus de 12 milliards d'euros en Europe. Des chiffres vertigineux pour un petit rein qui ne connaît rien au commerce des humains. Oui, mais voilà, parole de Valentin, seulement en rêve, le monde a changé et il est immensément pollué. Cette prise de conscience dramatiquement tardive s'invite à votre table par les aliments, d'où le succès commercial du bio, mais aussi par l'eau. Les toxiques qui sont déversés dans la nature vont se retrouver dans les rivières, les nappes phréatiques, donc les sources, et finalement dans vos bouteilles d'eau.

Eh oui, des toxiques sont présents dans l'eau minérale[12] que vous buvez chaque jour dont l'arsenic, des médicaments, des désinfectants, du chrome, des alkyl phénols, des pesticides, du perfluoroalkyl, du methylparaben, des éléments radioactifs et des phtalates...

1. J. Gonzales-Salamo *et al.*, « QFoof Addt Contam Part A Chem Anal Control Expo Risk Asses, Determination of phthalates in beverages using multiwalled carbon nanotubes dispersive solid-phase extraction before HPLC-MS », 2018 ; 19:1-11.

2. L. Le Coadou *et al.*, « Quality survey of natural mineral water and spring water sold in France : Monitoring of hormones, pharmaceuticals, pesticides, perfluoroalkyl substances, phthalates, and alkylphenols at the ultra-trace level », Sci Total Envirn, 2017 ; 603-604 : 651-662.

Pas très rassurant pour une eau censée être saine et naturelle !

Les humains scientifiques qui ont réalisé ces études indiquent que les concentrations rapportées sont inférieures à celles recommandées par les agences de sécurité sanitaire, ce qui est vrai, et ils concluent que la santé n'est pas menacée[1,2].

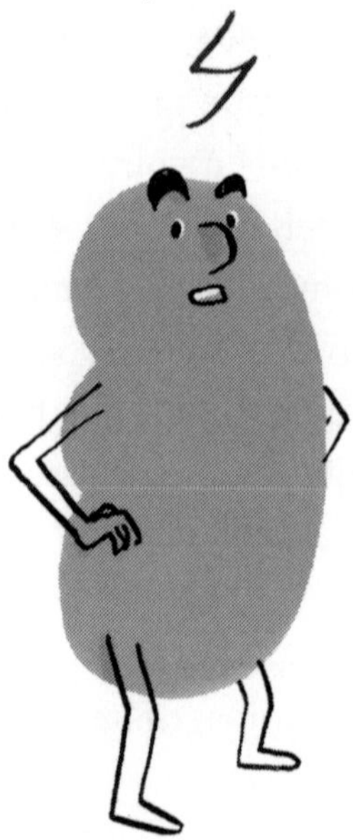

1. T. Nardin *et al.*, « Fast analysis of quaternary ammonium pesticides in food and beverages using cation-exchange chromatography coupled with isotope-dilution high-resolution mass spectrometry », J Sep Sci, 2017 ; 40: 3928-3937.

2. T. Marta-Sanchez *et al.*, « Trace analysis of parabens preservatives in drinking water treatment sludge, treated, and mineral water samples », Environ Sci Pollut Res Int, 2018 ; 25: 14460-14470.

Ces toxiques s'ajoutent à ceux absorbés par l'air ambiant, la peau et la nourriture. L'incertitude est totale sur les conséquences de leur présence dans le corps sur une longue période. D'ailleurs, régulièrement, les « normes » s'abaissent, ce qui reflète l'ignorance quant aux seuils acceptables pour la santé. Prenons l'exemple de l'arsenic pour lequel la norme autorisée a été pendant longtemps de 50 microgrammes/l puis ramené à 10 microgrammes/l, 5 fois moins ! Modification faite pour, en particulier, diminuer le risque de cancer qui n'est alors « plus que de 6 pour 10 000 personnes », ce qui reste beaucoup trop élevé…

Mais alors que valaient les normes précédentes pour lesquelles on vous avait dit de ne pas vous inquiéter ?

Ce commentaire vaut aussi pour l'eau du robinet.

Il faut des décennies pour réellement comprendre le risque de ces toxiques sur la santé. Ces seuils ne protègent pas complètement et l'objectif devrait être de tendre vers une concentration nulle de ces produits dans votre eau[1], ce qui est impossible avec l'eau minérale qui, par définition, ne bénéficie d'aucun traitement et ce qu'il faudra obtenir avec l'eau du robinet.

Je ne dis pas que l'eau du robinet soit parfaite, mais, pour ces toxiques, rien ne prouve que l'eau en bouteille soit meilleure.

1. Mais aussi dans nos aliments et tout ce qui conduit à leur absorption dans le sang par la peau, les poumons, le tube digestif, par l'alimentation, les cosmétiques et la pollution.

Mon analyse de l'eau ne vaut que pour les pays où le contrôle de l'eau distribuée est très strict. Dans ceux où le réseau de distribution de l'eau du robinet est gravement pollué, c'est l'inverse qui est observé. Au Sri Lanka, chez des humains dont les reins étaient malades, le passage à une eau de source de qualité a permis de ralentir la progression de leur insuffisance rénale[1]. Ce n'est plus seulement les maladies infectieuses véhiculées par l'eau du robinet que vous devez craindre lorsque vous voyagez dans ces régions, mais une intoxication sévère par les métaux lourds, l'arsenic et les pesticides. Dans ces pays, ne consommez ni eau du robinet ni eau minérale locale.

Ce n'est malheureusement pas tout, le principal écueil de ces produits de très haute consommation, c'est leur contenant : les bouteilles en plastique. Le plastique est massivement présent dans l'air, les océans et la terre. Menace vitale pour la faune et la flore, nous prenons conscience, là encore tardivement, de son impact sur la santé. Les dizaines de milliards de bouteilles qui sont, chaque année, fabriquées pour contenir un produit naturel – paradoxe – vont massivement contribuer à cette pollution.

Ces bouteilles en plastique ne polluent pas seulement l'environnement, ce qui devrait suffire à

1. S. Earie *et al.*, « Diminished disease progression rate in a chronic kidney disease population following the replacement of dietary water source with quality drinking water : A pilot study », *Nephrology*. 201 ; 83: 430-437.

les exclure, mais aussi, l'eau qu'elles contiennent. Une étude de l'université de l'État de New York à Fredonia effectuée dans neuf pays a révélé la présence de plastique, en moyenne 329 micro particules de plastique par litre et jusque 1 000 particules[1], dans l'eau minérale de très grandes marques. Seulement 17 bouteilles sur 259 testées ne contenaient pas de particules de fibres de plastiques. Ces minuscules éléments indésirables[2] et certains de leurs composants comme le Bisphénol A, et les phtalates ont été retrouvés dans 93 % des échantillons. Faut-il s'en préoccuper ? Oui, parce qu'ils sont toxiques pour moi et aussi pour Benoît le foie, Matteo le cerveau et Sauveur le cœur et qu'ils sont potentiellement cancérogènes. Pas très rassurant tout cela[3].

Et pour l'eau du robinet, est-ce mieux ? Eh bien oui ! La même équipe a montré que des particules de plastique étaient également présentes dans l'eau du robinet, mais en quantité nettement moindre. Ainsi, les hôtes qui ne consomment que de l'eau minérale en bouteille plastique vont absorber jusque 90 000 fibres de microplastique par an (l'équivalent en volume d'une carte

1. Pour la marque Nestlé *pure life*.

2. Des perturbateurs endocriniens, du polypropylène, du nylon et du polytéréphtalate d'éthylène.

3. Ces résultats ont été confirmés par d'autres études, F. Welle *et al.*, « Microplastic in bottled natural mineral water – literature review and considerations on exposure and risk assessment », Food Addit Contam Part A Chem Anal Control Expo Eisk Assess, 2018 ; 19: 1-10.

de crédit par semaine !) pour 4 000 pour ceux qui ne boiront que de l'eau du robinet[1].

Ces résidus de plastique vont s'ajouter à ceux absorbés par nos poumons et Colin, avec vos aliments, et se retrouver dans votre sang et vos cellules. Il est dramatique et pas étonnant que 93 % des Américains adultes aient leur sang et leurs urines contaminés par le plastique et ses dérivés, phtalates, et Bisphénol A. Ces fibres et additifs toxiques vont induire des maladies rénales, mais aussi d'autres maladies : infertilité, obésité, diabète, cancer et maladies cardiovasculaires.

Avec toute la conviction dont un jeune rein dynamique est capable, je peux vous affirmer que pour ce toxique l'eau en bouteille est nettement moins bonne que celle du robinet.

Mes amis humains, cela mérite un effort, voici mes propositions pour limiter votre exposition au plastique des bouteilles et ses additifs toxiques associés.

Les conseils de Valentin

- Pour commencer, et c'est une évidence, n'achetez plus de bouteilles d'eau en plastique[2]. Votre eau du

1. D.K. Cox *et al.*, « Human consumption of microplastics », Environ Science techn, 2019, June 05.

2. Je ne dispose pas de données suffisantes pour classer les eaux minérales selon leur qualité environnementale.

robinet sera bien mieux dans des récipients en verre ou en porcelaine. Cela vaut pour tous les aliments en container plastique, et remplacez les petites bouteilles en plastique par des gourdes en inox.

- Chaque jour, remplissez une bouteille en verre d'eau du robinet et placez-la au frais pour la consommer dans les vingt-quatre heures. Jetez ce qui reste au bout d'une journée et remplissez de nouveau votre bouteille !
- Ne réutilisez jamais votre bouteille en plastique, elle est rapidement contaminée par les bactéries et le trioxyde d'antimoine.
- Le plastique des bouteilles qui restent au soleil durcit, ce qui le rend plus toxique. Il faut laisser les bouteilles en plastique à l'ombre, au frais, en attendant de s'en débarrasser complètement.
- Une fois votre bouteille ouverte, conservez l'eau au frais et pas plus de 24 heures.

Vous aurez compris que je ne suis pas très fan de ces eaux en bouteille et que je préfère celle du robinet. Je l'ai expliqué à mon humain, mais il m'a répondu que ces eaux en bouteille contiennent des minéraux qui sont indispensables à sa santé et à la mienne, je suis donc retourné à mes études pour vérifier si ces fameux minéraux méritaient une telle attention.

Qu'en est-il des calcium, sodium, bicarbonates et magnésium que nous vantent les fameuses campagnes de publicité ?

Bien évidemment, les minéraux sont indispensables à la vie, mais la majorité des eaux minérales n'en contiennent que très peu et pour les autres ils sont inutiles ou dangereux. Celles qui contiennent du sel doivent être évitées[1], sauf en cas de déshydratation. Elles augmentent le risque d'hypertension et de maladies cardiovasculaires et rénales. Pour le calcium, la plus riche en contient 400 mg pour un litre. Consommez un verre de lait ou une portion de 30 grammes de fromage ou deux yaourts, qui remplaceront très avantageusement cette forme polluante, via le plastique, d'apport en calcium. Pour le magnésium la plus riche en contient 160 mg par litre, c'est l'équivalent des apports d'une poignée d'amandes de 30 grammes (90 mg de Mag) et d'un plat de 200 grammes d'épinards (90 mg de Mag). Trouvez votre magnésium dans votre assiette. Ces apports alimentaires vont en outre comporter d'autres vitamines et minéraux essentiels pour la santé.

Soyons clair, les minéraux que contiennent certaines eaux minérales ne justifient pas leur consommation. Ils ne sont pas indispensables à votre santé et contribuent à l'immense gâchis planétaire du pillage des ressources en eau et de la pollution par le plastique.

1. En particulier chez les personnes qui ont une insuffisance cardiaque, une insuffisance rénale ou une hypertension. (Vichy Celestins, Vichy Saint-Yorre, Badoit…)

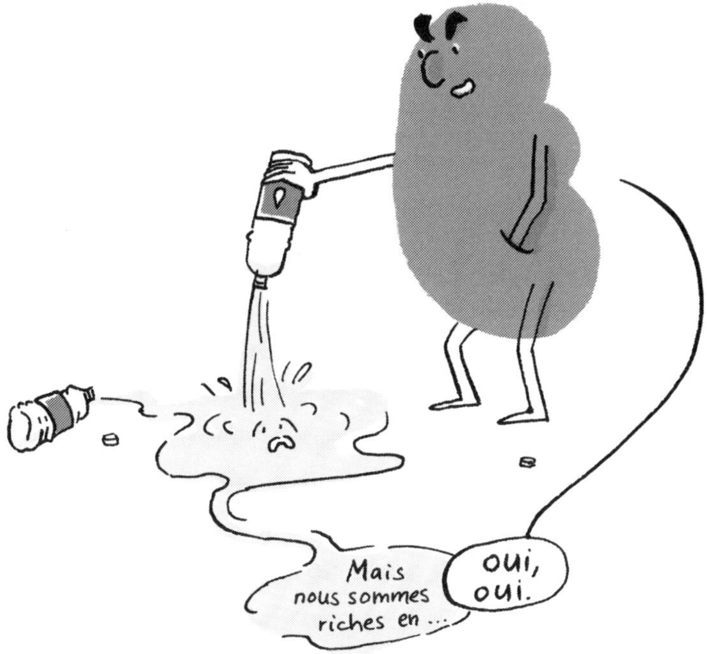

L'EAU MINÉRALE

Les eaux en bouteille[1] ont, au mieux un bénéfice de santé qui est nul[2] comparées à l'eau du robinet et elles posent des problèmes de contamination aux résidus de plastiques[3]. De plus, elles participent à la pollution massive de la planète par les émissions de gaz

1. Les eaux de source posent sensiblement les mêmes problèmes que les eaux minérales.

2. W. Marktl *et al.*, Health-related effects of natural mineral waters. Wien Klin Wochenschr. 2009 ; 12: 544-50.

3. B.E. Obmann *et al.*, Small-sized microplastics and pigmented particles in bottled mineral water, *Water Res*. 2018 ; 141: 307-316.

à effet de serre pour leur transport et les cimetières de déchets plastiques qu'elles génèrent sur terre et sur mer.

À Matteo, jupitérien, et à l'irritable Colin[1], tous deux fiers de leur cerveau et qui n'arrêtent pas de me dire amicalement, mais avec un brin de condescendance, que je ne suis qu'un rein sans neurones qui outrepasse ses compétences, je propose de se référer à la très prestigieuse revue *British Journal of Medicine*[2] qui a demandé à ce que toutes les eaux minérales soient contrôlées et soumises à un traitement de détoxification, autrement dit, traitées comme de l'eau du robinet !

Enfin, et outre que vous devez la transporter chez vous, pourquoi achetez-vous une eau alors qu'elle est presque gratuite au robinet ?

Son prix est extravagant :

- 0,003 € le litre en moyenne pour l'eau du robinet ;
- 20 fois plus cher soit 0,03 euros le litre pour les carafes filtrantes en tenant compte du prix des filtres et de la carafe[3] ;
- Et 80 à 500 fois plus cher pour les eaux minérales !

1. Le côlon est le siège de ce que l'on appelle le deuxième cerveau qui contient 500 000 000 neurones pour 100 milliards dans le cerveau de notre tête.

2. « Bottled water for all, all the time ? » BMJ 2016 ; 352 : i1214. Bottled water for all, all the time ? BMJ 2016 ; 352 : i1214.

3. Pour un prix moyen de 30 euros pour la carafe auquel s'ajoute 22 euros pour 3 filtres, efficaces pour une durée de 12 semaines.

- J'ai calculé le coût pour une famille de 4 humains qui consomment 1,5 litre d'eau par jour et par personne. Et je n'ai pas été déçu, il est de l'ordre de 7 euros pour l'eau du robinet, 130 euros pour les carafes filtrantes et 2 700 euros pour une eau minérale !

Vous n'avez aucune raison de faire une telle dépense.

6 raisons de Valentin pour ne pas boire d'eau minérale en bouteille :

- En plastique, les bouteilles polluent la planète et mettent 450 ans à se dégrader, contaminant l'eau qu'elles contiennent.
- Ces eaux sont polluées par divers toxiques extérieurs présents dans les nappes phréatiques, en particulier l'arsenic et les pesticides.
- Elles n'ont aucun intérêt pour la santé.
- Elles favorisent l'apparition des bactéries lors de leur réutilisation. Le fond d'une bouteille de plastique qui a traîné sur la table de chevet de votre chambre pendant quelques jours, un classique, peut contenir 100 fois plus de bactéries que votre cuvette de WC.
- Elles nécessitent 1,4 l d'eau pour chaque litre d'eau dans la bouteille, un immense gâchis alors que plus de deux milliards d'humains n'ont pas accès à l'eau.
- Elles coûtent très cher.

Et pour le plaisir, et ce serait drôle si ce n'était pas grave, comme souvent, les géants de l'industrie agro-alimentaire ont anticipé votre réaction, puisque l'eau minérale peut poser des problèmes et que celle du robinet est meilleure, pourquoi ne pas mettre cette dernière en bouteille et vous la vendre beaucoup plus cher ? Impossible me direz-vous, aucun humain n'accepterait d'acheter plus cher en bouteille son eau du robinet ! Eh bien si, ils l'ont fait, et ça marche ! Les grandes compagnies de soda, avec les marques Aqua Fina, Dasani et Smartwater, ont mis de l'eau du robinet ou de source en bouteille, ils l'ont filtrée, ils ont enlevé ce qui restait de minéraux puis ont ajouté d'autres minéraux et ils l'ont mise en vente. Le tout au prix de 1,35 euro à 1,45 euro pour l'eau plate et de 1,65 euro à 1,75 euro[1] pour l'eau pétillante, pour une bouteille de 600 ml, soit plus de 500 fois le prix de votre eau du robinet ! De surcroît, ces eaux reconditionnées n'ont aucunement fait la moindre preuve d'un intérêt pour votre santé. En plus, elles polluent par leur contenant. Mais en attendant votre réaction, qui, sous la pression des lobbies, prendra des années, ces industries gagnent des milliards de dollars.

1. Pour Smartwater, Lefigaro.fr, avril 2018.

Et si on les envoyait promener avec leurs concepts marketing indécents ?

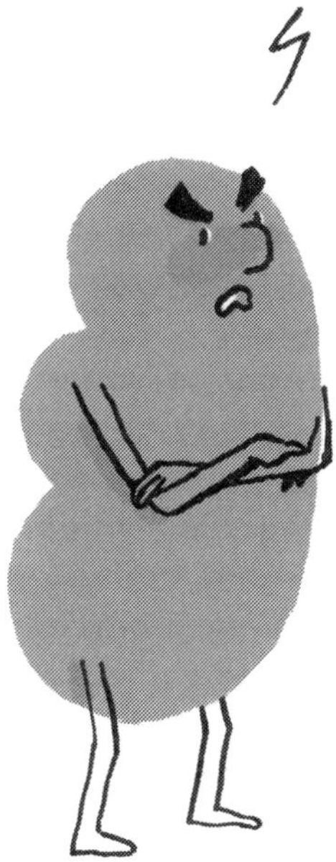

Je suis satisfait, mon projet de vie VST est complet.

Je suis en pleine forme, prêt à affronter toutes les épreuves de la vie et aussi ses plaisirs.

Je ne crois pas vous avoir dit que mon hôte est une femme. Tout au long de cette histoire, j'imagine que vous ne m'avez jamais pensé au féminin. Je vais peut-être vous décevoir, mais un rein n'a aucun genre. Cela n'a donc aucune importance que mon hôte soit un homme ou une femme, il n'y a aucune différence dans mon fonctionnement de rein en dehors de la grossesse et du risque d'infection urinaire.

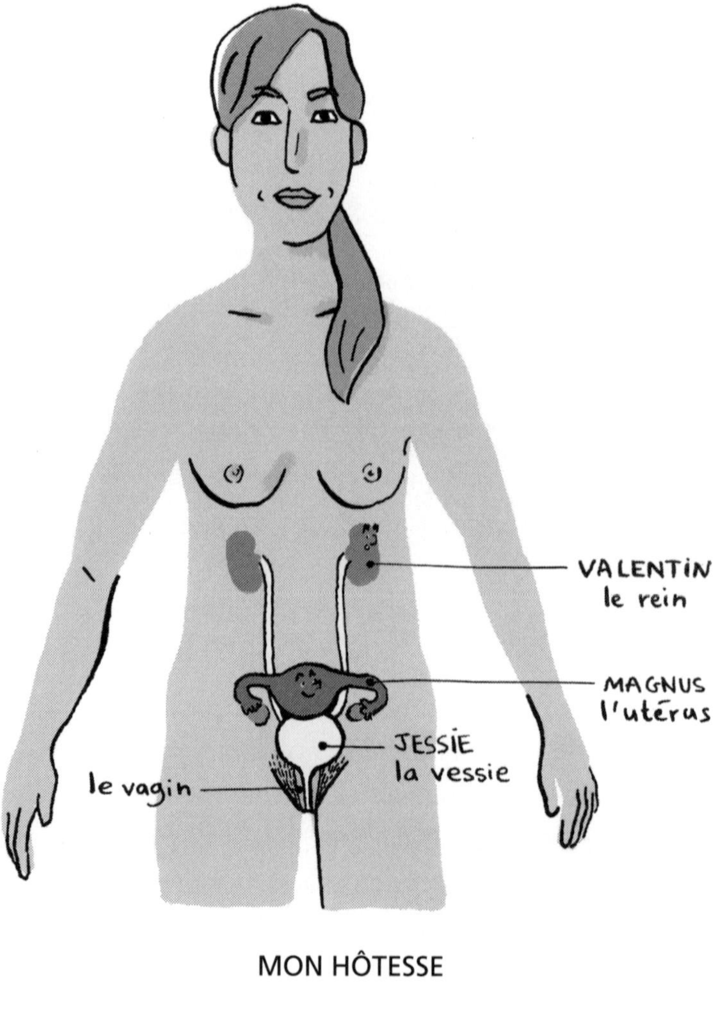

MON HÔTESSE

Mon hôte, ou plutôt mon « hôtesse » a rencontré l'âme sœur, c'est grâce à son compagnon que j'ai fait connaissance avec son rein droit : Ugolin.

VII

Des câlins et des… infections urinaires

Aimer ce n'est pas se regarder, c'est regarder ensemble dans la même direction.

Antoine de SAINT-EXUPÉRY

Juillet 1982, un matin, au détour d'un étal multicolore de fruits et légumes sur le marché de Saint-Rémy-de-Provence, mon hôtesse a rencontré son idéal sur terre, et moi, par la même occasion, mon Ugolin.

Une évidence… Il est juste magnifique, 12 cm, 170 grammes, un filtreur de sang de compétition et une chute de rein exceptionnelle.

Sauveur et Matteo ont aussi rencontré l'âme sœur dans les étages supérieurs. Le désir au creux des reins, la passion des cœurs en harmonie rythmique et la douceur enveloppante des accords de pensées, nous sommes à l'équilibre.

Des flots d'endorphines, d'ocytocine, de dopamine et de sérotonine, ambiance de fête à tous les étages, et comme chacun communique avec tous les autres, le climat est d'une extrême légèreté.

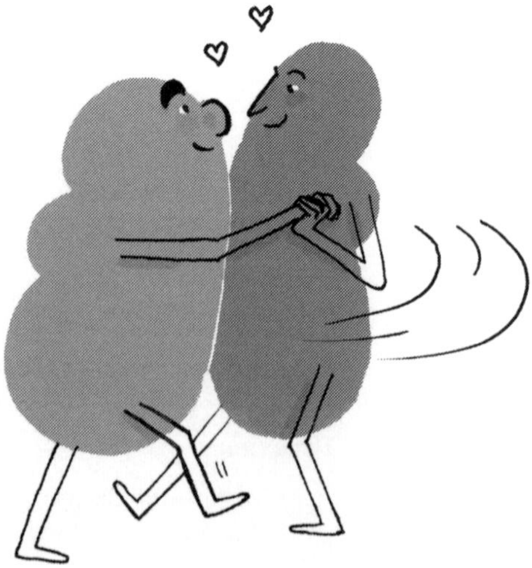

Ce qui ne nous empêche pas de battre, de penser, de digérer et de filtrer ! Nous, les organes, nous pouvons faire la fête et travailler en même temps !

Filtrer, flirter, tout se mélange dans mes glomérules.

« Du calme Valentin ! », Colin me rappelle à la raison.

Infection urinaire

Un coup de foudre, mais, très vite… Aie ! mon hôtesse s'est réveillée avec des brûlures en faisant pipi. En langage médical : des douleurs au niveau de la vessie et de l'urètre au moment des mictions[1]. Double peine : des envies fréquentes d'uriner, juste pour faire quelques gouttes, qui sentent mauvais et sont

1. Action d'uriner.

parfois teintées de sang. C'est une cystite, c'est-à-dire une infection urinaire par des bactéries au niveau de la vessie. Ce n'est pas contagieux, mais provoqué par les frottements du pénis contre l'urètre[1]. Mon hôtesse n'a pas de prostate et son urètre est très court : 4 cm alors que celui de l'hôte d'Ugolin, qui est un homme, est trois fois plus long : 12 cm. Cette petite taille de l'urètre facilite la remontée des bactéries dans la vessie, et c'est pourquoi plus de 20 % des femmes feront au moins une infection urinaire dans leur vie. Pour certaines, c'est malheureusement un abonnement.

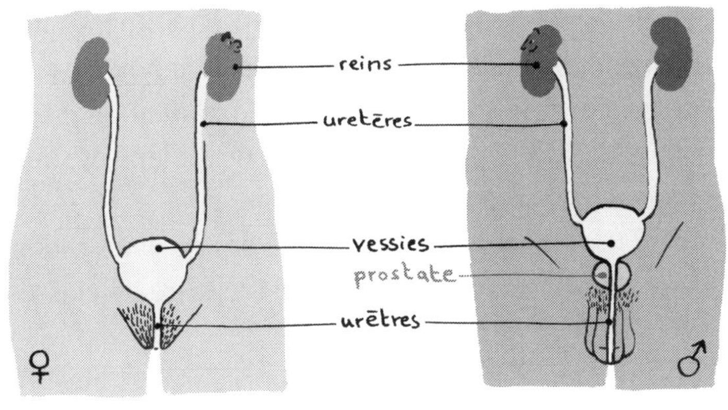

LE SYSTÈME URINAIRE

1. Ces infections peuvent toutefois survenir chez l'enfant et en dehors du début de l'activité sexuelle, en particulier après la ménopause. Chez l'enfant, un avis spécialisé sera toujours nécessaire pour vérifier l'absence d'anomalies urologiques. Attention, chez l'homme, une infection urinaire est le plus souvent une prostatite, une infection au niveau de la prostate qui s'accompagne de fièvre. Le traitement est plus long, trois semaines, sous peine de récidive.

Je sais que lorsque mes urines sont rouges, mon hôtesse est particulièrement inquiète, qu'elle se rassure, c'est juste lié à l'irritation de la vessie, et une ou deux gouttes suffisent pour changer leur couleur, cela ne veut pas dire qu'elle saigne beaucoup. Pour vérifier qu'il s'agit bien d'une infection urinaire, mon humaine a déposé un échantillon de mes urines au laboratoire pour identifier la bactérie responsable de nos problèmes, très gênants, mais rien de grave, avec 3 à 5 jours de traitement antibiotique[1] tout va rentrer dans l'ordre.

Et on se calme pour les câlins ! il faut stopper tout frottement du pénis contre l'urètre de mon hôtesse pendant le temps de l'infection. Sympa, souriant et entreprenant ce Mathis, mais il a l'inconvénient de faire remonter les bactéries dans la vessie.

Pour les douleurs, c'est simple, des boissons abondantes, du paracétamol et une bouillote entre les cuisses.

Pour éviter que ces infections urinaires récidivent, mon humaine doit entretenir son microbiote urinaire qui est une récente découverte révolutionnaire. Attention, on se réveille, et on ne lit pas en diagonale, la suite est une information essentielle : comme le microbiote digestif

1. Un antibiotique est choisi en fonction de l'antibiogramme. Il consiste à tester les antibiotiques, dans une boîte, sur la bactérie retrouvée dans les urines pour être sûr qu'ils seront efficaces.

de Colin, les humains abritent de bonnes bactéries dans leurs voies urinaires[1]. Eh oui, je suis entouré de bactéries, mais celles-là me protègent. Mon microbiote est moins riche et moins varié[2] que celui de Colin, mais il reste essentiel, et son déséquilibre est sans doute l'une des causes de nombreux troubles urinaires comme les lithiases (pierres) rénales, les infections urinaires, l'incontinence urinaire, la cystite interstitielle[3] et même les cancers.

Pour les infections urinaires, c'est clair, le microbiote de l'urine joue un rôle protecteur en éliminant les mauvaises bactéries, qui vont provoquer les infections. Pour nourrir et protéger ces bonnes bactéries, c'est simple, adoptez le régime méditerranéen, ajoutez-y des baies et des produits laitiers fermentés et surtout évitez les antibiothérapies répétées. Ces dernières tuent les bonnes bactéries et sélectionnent les germes résistants. Il ne faut les utiliser qu'après l'échec de toutes les autres mesures naturelles.

1. Elles ont été détectées en analysant la présence de leur ADN dans les urines, une technique beaucoup plus sensible que la simple recherche de bactéries.

2. Ce microbiote, très variable d'une personne à l'autre, est composé principalement de lactobacilles et, dans une moindre mesure, des genres bactériens, Streptocoques, Staphylocoques, Corynebactéries et Gardnerella.

3. Inflammation chronique et douloureuse de la vessie, sans cause reconnue.

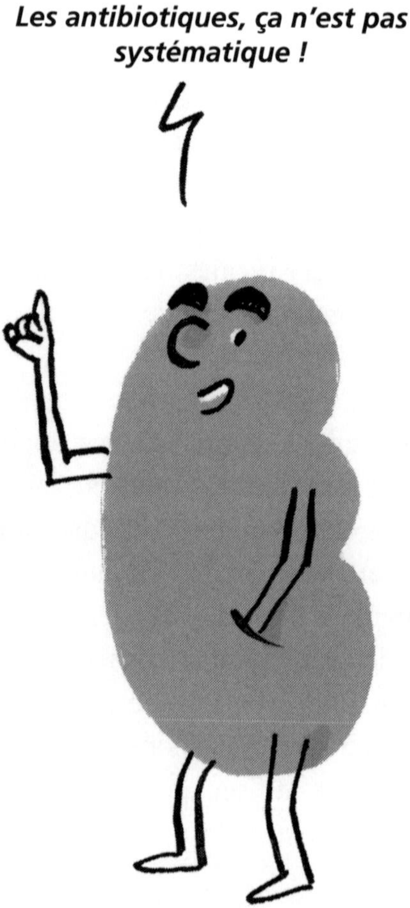

Notre immunité est la meilleure défense contre les intrus : bactéries et cellules anormales, et elle est bien plus puissante que tous les médicaments jamais inventés. Pour la stimuler et combattre les mauvaises bactéries, mon hôtesse a repris une activité physique régulière, au moins 30 minutes de marche quotidienne et elle mange ses 5 fruits et légumes par jour pour leur vitamine C (pas en gélules !) et leurs fibres[1]. Elle gère aussi mieux son stress[2], qui diminue sa capacité à combattre les infections, en rallumant la musique, en parcourant chaque jour quelques pages de ses livres préférés et en diminuant son activité compulsive sur les réseaux.

Ne sous-estimez pas l'effet de ces mesures sur votre capacité à vous défendre contre les agressions extérieures, parole de Valentin !

Les bactéries étrangères sont partout, sur vous et autour de vous, et même en vous dans l'urètre et la vessie. Il faut les chasser par des urines abondantes et fréquentes, voici comment.

Les conseils de Valentin

- Boire au moins 1,5 litre par jour.
- Faire pipi sans attendre lorsque l'envie est là et, très important aussi, juste après les rapports sexuels.
- Fuir les régimes pauvres en glucides et riches en protéines ou lipides (Atkins, Dukan, Cétogène) qui déshydratent et tarissent le volume urinaire.
- Éviter une vessie paresseuse qui se vide mal et favorise la prolifération des mauvaises bactéries en supprimant les antihistaminiques, les décongestionnants

1. En particulier, oranges, pamplemousses, fraises, framboises et légumes verts à feuilles.
2. *Choisissez votre destin génétique*, *op. cit.*

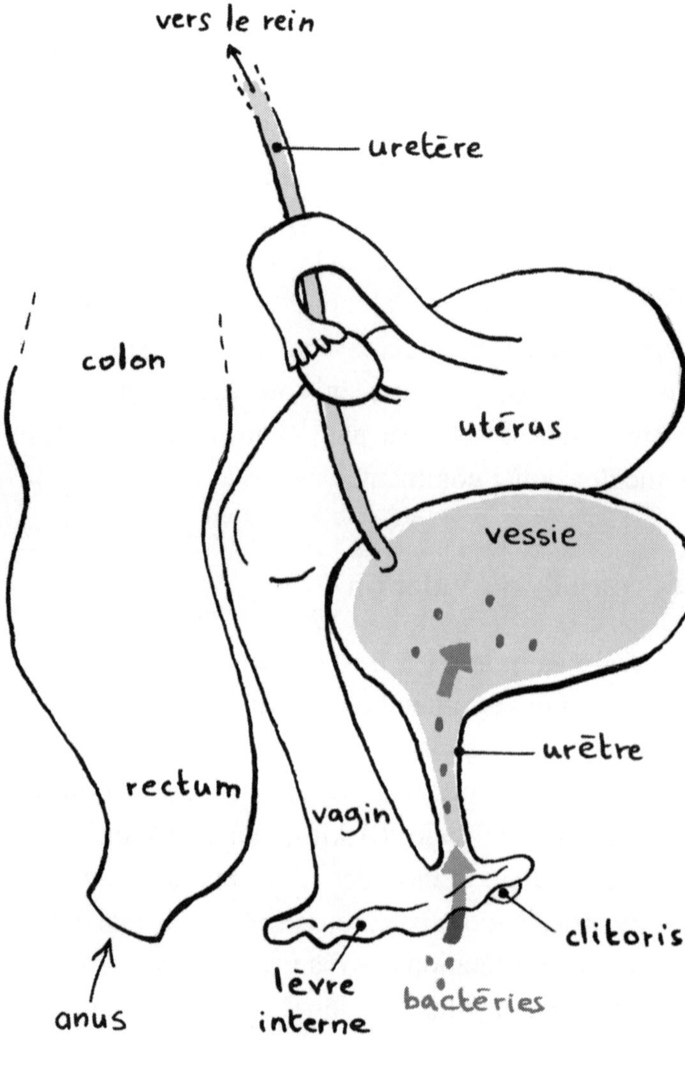

INFECTION URINAIRE

et tous les médicaments qui contiennent des anticholinergiques[1].

Ces bactéries agressives et mal intentionnées, il faut aussi les tenir à distance de l'entrée de l'urètre, éviter leur multiplication et leur ascension vers la vessie. Pour cela les astuces sont nombreuses :

Les conseils de Valentin

- Lutter contre la constipation avec les bons aliments (fruits, légumes, fibres...) et l'activité physique.
- S'essuyer d'avant en arrière, de la vulve vers l'anus.
- Privilégier des sous-vêtements en coton qui est un tissu perméable et permet à l'air de circuler et de prévenir le développement bactérien. Ceux en soie, lycra, ou en polyester maintiennent l'humidité et favorisent la multiplication des bactéries.
- Éviter les slips trop serrés, les strings et les vêtements très moulants, style legging.
- Éviter les douches vaginales, les produits intimes parfumés et les bains moussants pour respecter la flore du vagin et éviter les champignons. Pour la toilette externe utiliser des produits très doux ni trop acides ni trop alcalins (entre 5 et 7 de pH) et pas d'antiseptique.

1. La liste des médicaments qui contiennent des anticholinergiques est très longue, je vous conseille de la vérifier sur des sites tels Psychomedia, Vidal.

- Lors des règles, changer régulièrement les tampons et les serviettes intimes, car les bactéries risquent de s'y multiplier ;
- Se laver les mains au savon après chaque passage aux toilettes.
- Éviter les bains, le temps que l'inflammation urétrale disparaisse. Être allongée dans une baignoire permet à l'eau et aux bactéries de pénétrer dans l'urètre.
- Les longues randonnées en vélo irritent l'urètre. Privilégiez des marches jusqu'à la guérison avec une reprise progressive des balades en vélo à distance des cystites et avec une selle confortable.
- Limiter la consommation de café qui, au-delà de 3 par jour, augmente le risque de récidive de 60 %[1].
- De même éviter les édulcorants des sodas qui étant donné leurs effets désastreux sur notre santé devraient, de toute façon, être bannis.
- L'automédication par des antibiotiques/antiseptiques (comme le Monuril) est déconseillée. Elle atténue les signes, mais ne supprime pas l'infection qui va récidiver avec des germes plus méchants qui vont résister aux antibiotiques.
- Chasser le Triclosan de votre quotidien. C'est un produit massivement utilisé dans des centaines de produits très courants, dont le dentifrice,

1. N.N. Maserejian, « Intake of caffeinated, carbonated, or citrus beverage types and development of lower urinary tractsymptoms in men and women », *Am J Epidemiol*, 2013 ; 177: 1399-410.

les cosmétiques, les ustensiles de cuisine et les jouets. Par son action antiseptique il va favoriser les infections urinaires en sélectionnant les bactéries résistantes aux antibiotiques et en détériorant les microbiotes urinaires et digestifs. Étant donné les doutes quant à son impact global sur la santé, c'est un perturbateur endocrinien, il faut l'éviter, même en dehors des infections urinaires.

Mon humaine est à l'abri, et si, malgré toutes ces mesures, les bactéries reviennent, le cranberry, la méthionine, la Busserole ou le D-Mannose[1] seront ses alliés pour éviter les antibiotiques.

Le cranberry, ou canneberge, est une petite baie rouge qui empêche les bactéries de se fixer sur les parois de la vessie et permet qu'elles soient éliminées plus facilement dans les urines. Je la conseille fraîche, avec un sorbet, sur un saumon ou dans des yaourts nature. Je n'en ai jamais goûté, je ne connais que la douce saveur de mes urines, mais Colin m'en a dit le plus grand bien. Évitez les boissons et les fruits séchés qui souvent contiennent du sucre. La canneberge sous forme de fruits contient pour 100 grammes de fruits,

1. Le D-Mannose empêche les bactéries de se fixer sur les parois de la vessie. Il est aussi un nutriment pour les bactéries intestinales. On le trouve dans certains aliments : pêches, ananas, pommes, oranges, tomates, cassis, canneberges, bleuets, groseille, haricots de soja, chou, aubergine, haricots verts, brocoli, aubergine, navet, grains de café vert, aloe vera, tournesol.

4 grammes de sucre et 4,5 grammes de fibres alors que le jus contient 12 grammes de sucre sans aucune fibre.

Si cela ne suffit pas, son médecin humain lui donnera des gélules d'Acidif, qui associe Cranberry et Méthionine[1] et des cures de 10 jours d'infusion de Busserole[2], qui contrôleront les récidives. Et pour leurs propriétés antibactériennes et antivirales, elle pourra ajouter des grains de grenade dans les salades.

Voilà dix-sept ans que je filtre le sang de mon hôtesse et c'est la première infection urinaire de ma voisine du dessous, Jessie la vessie

Tout cela n'est pas très grave, et d'ailleurs je ne suis pas touché par ces infections. Normalement, les urines, donc les bactéries, ne peuvent pas remonter de la vessie vers moi, Valentin, elles sont bloquées par des sphincters qui bloquent leur passage vers les uretères. Les urines sont toujours descendantes.

Il est donc rare que je sois atteint par ces bactéries, mais c'est arrivé un soir d'automne, bien des années plus tard.

1. Acide aminé (constituant des protéines) qui va acidifier mes urines et empêcher leur prolifération.

2. La Busserole est un arbuste très prisé en raison de la présence d'un antiseptique urinaire puissant dans ses feuilles : l'arbutoside. Ne consommez pas cette boisson si vous êtes enceinte ou allaitante, si vous souffrez d'insuffisance rénale, et ne la donnez pas aux enfants âgés de moins de douze ans.

La pyélonéphrite

Déjà plus de quatre ans sans infection urinaire, quand mon humaine a ressenti une forte douleur, à mon niveau, dans le dos, accompagnée de fièvre. Il fallait réagir rapidement, c'était les signes d'une pyélonéphrite aiguë. Les bactéries étaient remontées jusqu'à moi, donc au rein. Le diagnostic a été confirmé par la présence de germes dans mes urines sur un ECBU[1]. Avec un traitement antibiotique pendant 10 jours, tout est rentré dans l'ordre[2]. Cette pyélonéphrite était un signal de fragilité que j'adressais à mon hôtesse pour qu'elle prenne soin d'elle, donc de nous, ses organes.

1. L'examen cytobactériologique des urines permet de quantifier le nombre de bactéries et leurs types.

2. Chez la femme, une cystite ne doit pas être traitée par des antibiotiques en l'absence de signes urinaires, (envie fréquente d'uriner, brûlures mictionnelles) cela conduira à une sélection des germes les plus résistants.

La pyélonéphrite aiguë est une infection au niveau des reins, alors que la cystite est une infection au niveau de la vessie. Les signes, parfois précédés d'un épisode de cystite aiguë, apparaissent de façon brutale :

- Une fièvre supérieure à 38 °C, des frissons, un malaise général. Il n'y a pas de fièvre lorsque seule la vessie est infectée
- Des douleurs au niveau du rein en règle, d'un seul côté. Elles peuvent être spontanées, ou apparaître lors de la palpation du rein
- Des signes de cystite avec une envie fréquente d'uriner et des brûlures en urinant
- Des nausées, vomissements, diarrhée, ballonnements
- Un germe sur l'ECBU

Il faut consulter un médecin pour mettre en place dans la journée un traitement antibiotique. La pyélonéphrite n'est pas contagieuse. Elle peut être liée à une malformation rénale ou un obstacle à l'écoulement des urines (lithiase, cancer…) qui seront détectés sur un scanner.

Cinq ans ont passé dans la douceur partagée, plus d'infection urinaire, et la vie est belle avec mon Ugolin, une vie toujours consacrée au travail : laver notre rivière de sang. Nos hôtes respectifs ne se quittent plus, et un événement très espéré est annoncé. Mon humaine est enceinte !

VIII

Je suis un partenaire clé de la grossesse

Vivre la naissance d'un enfant est notre chance la plus accessible de saisir le sens du mot miracle.

Paul CLAVEL

C'est un moment joyeux et fébrile à la fois. Tout le monde s'adapte dans son domaine pour accueillir le nouveau-venu qui va partager notre univers pour les neuf mois à venir. Tous mes camarades sont inondés d'hormones : gonadotrophine chorionique, œstrogènes, progestérone. C'est un bain de jouvence euphorisant qui nous transporte et nous transforme. Les hormones de la grossesse agissent sur chacun de nous, Sauveur, Matteo, sans oublier Benoît et Colin, avec pour seul objectif de permettre le développement de ces quelques cellules qui, en neuf mois, deviendront 100 000 milliards à leur tour.

La gonadotrophine chorionique bloque le fonctionnement des ovaires et le retour des règles, elle permet à l'œuf de se développer dans la muqueuse utérine. Malheureusement, pour la jeune femme qui m'héberge la présence de cette hormone rime aussi avec les nausées du début de grossesse. Les concentrations d'œstrogène ont explosé, multipliées par 1 000, pour permettre l'accroissement du volume sanguin nécessaire à l'alimentation du fœtus en nutriments et oxygène. Petit inconvénient : les œstrogènes ont tendance à provoquer une rétention d'eau et de sel, donc des œdèmes.

Les régions cérébrales de Matteo qui sont impliquées dans la perception et l'interprétation des désirs, des émotions, des intentions et de l'humeur d'autrui évoluent, et le volume de la matière grise a tendance à diminuer. Matteo est en ébulition, je le comprends.

À l'étage thoracique, Sauveur subit un véritable « test d'effort », qui va durer 9 mois. Il reçoit une quantité de sang plus importante, ses cavités se dilatent et sa capacité de contraction augmente.

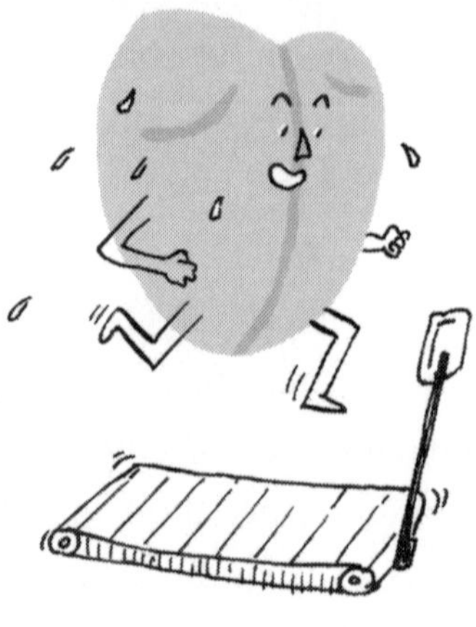

Pour alimenter en sang Magnus l'utérus, il doit pomper deux fois plus et accélérer son rythme. Quel travail ! notre Sauveur est un vrai Shadock, pomper, pomper et encore pomper… Il n'est pas étonnant que la future maman soit plus facilement essoufflée. Et cela d'autant plus que l'utérus pousse les organes contre le thorax, ce qui réduit l'espace disponible pour les poumons.

« Qu'il est mignon ce petit ! Je suis sûr que ce sera une fille », nous serine Sauveur à longueur de battements. Notre cœur aussi a un cerveau, petit, certes, quelque 40 000 neurones, mais lui aussi a des émotions. Je l'adore, mon Sauveur, je ne le vois jamais, le diaphragme nous sépare, mais il me nourrit du sang de ses battements qui rythment nos jours et nos nuits.

Colin, de son côté, est très irritable, pas très étonnant de sa part, des nausées, des remontées acides, une constipation chronique sous l'effet de la progestérone et des envies alimentaires inhabituelles. Il ne faut pas le contrarier, avec ses 8 mètres de long dès qu'il se trémousse, c'est tout le corps qui est chamboulé.

Même Benoît, habituellement si placide, a nettement augmenté son activité de production des protéines et surtout de nettoyage des déchets.

Vous l'avez compris, nous sommes tous concernés par cette future naissance et je vais en être le principal partenaire. (Sourire modeste.)

Ce gigantesque flot d'hormones va me transformer et parfois aussi me menacer. Vous n'avez jamais imaginé un seul moment que les reins avaient le moindre intérêt dans le développement d'un bébé. Eh bien, si : je gère les œdèmes, je fais des heures supplémentaires pour éliminer les déchets du petit à naître, et je surveille le bon déroulement de la grossesse ! Voilà comment.

Je gère les œdèmes !

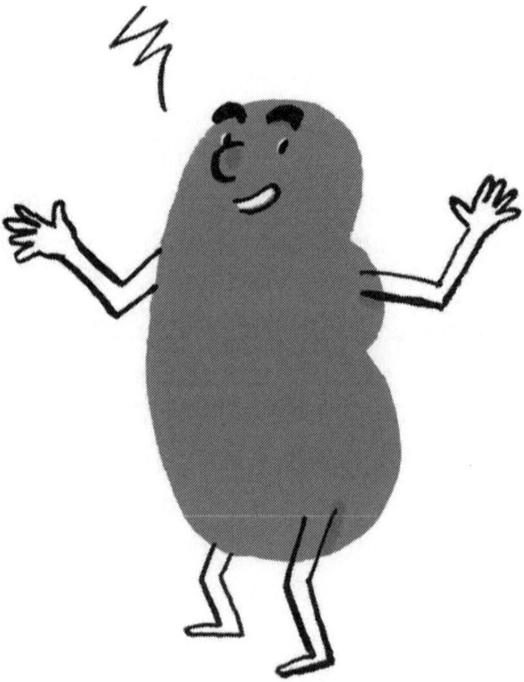

Sous l'effet des hormones, l'eau et le sel s'accumulent dans le corps jusqu'à représenter un quart de la prise de poids due à la grossesse de mon hôtesse. Ils doivent impérativement être respectés pour la bonne perfusion sanguine et le développement de notre bébé d'amour. Dans toute autre situation je recevrais des informations de Sauveur et Matteo pour m'indiquer qu'il faut augmenter mon élimination d'eau et de sel afin de faire disparaître ces œdèmes.

Pendant le temps de la grossesse, nous allons accepter cette surcharge hydro (eau) sodée (sel). Voilà un merveilleux exemple de la filtration rénale réfléchie et de la coordination entre les organes. J'éliminerai rapidement ces œdèmes après l'accouchement. Chaque chose en son temps !

Nous sommes, nous, vos organes, exceptionnellement intelligents et à votre service, en êtes-vous conscients, chers humains ?

Je sais ce qui est bon pour l'enfant en devenir, et il ne faut surtout pas que mon humaine suive un régime sans sel ou qu'elle prenne des diurétiques qui m'obligeraient à augmenter la natriurèse (le sel dans les urines). Il faudra également qu'elle évite les tisanes laxatives, en particulier, le séné, la rhubarbe et la bourdaine, la camomille[1], faussement diurétique, ainsi que la caféine[2] (thé, café, cacao, noix de cola) vraiment diurétique et déconseillée pour le bébé.

On garde donc les œdèmes pour bien perfuser notre bébé, mais pour les limiter à ce qui est nécessaire, mon hôtesse va diminuer sa consommation de sel à 5 grammes par jour, pas moins, augmenter

1. Elle est inefficace pour les œdèmes et pas recommandée pendant la grossesse et l'allaitement.

2. La caféine a un effet diurétique que l'on veut éviter. De plus, elle passe la barrière placentaire, empêche le bébé de dormir et peut induire un accouchement prématuré.

l'augmentation des apports alimentaires (mais pas en gélules) en magnésium, potassium et vitamine B6[1] et baisser sa consommation de sucre[2]. Ces modifications nutritionnelles vont m'aider à ajuster sans excès la quantité de sel et d'eau que je vais éliminer dans mes urines.

La tolérance de ces œdèmes pendant la grossesse sera aussi nettement améliorée par leur répartition sur le corps de mon humaine. L'idée est d'éviter qu'ils s'accumulent dans ses jambes par une activité physique et quelques astuces.

Les conseils de Valentin

- Éviter les aliments trop salés : olives, charcuterie, anchois, plats industriels…
- Restez active avec au moins 30 minutes de marche par jour. En voiture, arrêtez-vous régulièrement pour faire quelques pas.

1. Magnésium : légumes verts, céréales complètes, fruits oléagineux (noix, noisettes, amandes…), légumes secs (haricots blancs, lentilles, pois cassés), chocolat. Potassium : légumineuses (haricots blancs, lentilles…), légumes (blettes, épinards, pommes de terre, chou, champignons…), fruits (avocats, bananes, abricots, agrumes, cassis…) et les fruits secs (noix, amandes, pistaches, dattes, figues…). Vitamine B6 : presque tous les aliments en contiennent, en particulier les poissons gras (maquereau, saumon, thon), les abats (foies), les volailles, les viandes et les pommes de terre.

2. Il fait sortir l'eau des cellules et favorise le gonflement des jambes et des chevilles.

- Évitez de rester debout trop longtemps.
- Cela peut paraître contre-intuitif mais il faut boire beaucoup, en particulier en cas de grosse chaleur pour favoriser le drainage de l'eau et donc du sel. N'oubliez pas que cela va aussi permettre de prévenir les infections de la vessie et la formation de pierre dans mes voies urinaires. Et aussi d'être moins constipé, Colin a besoin d'eau pour faire progresser ses selles vers la sortie.
- Faites des mouvements de flexions des jambes et de rotations des articulations pour favoriser la circulation sanguine et permettre une bonne élimination naturelle des œdèmes en excès dans les jambes.
- Dormez sur votre côté gauche pour éviter de mettre trop de pression sur la veine cave (grande veine qui transporte le sang du bas du corps vers le cœur), qui parcourt votre côté droit. Comprimée, elle peut favoriser les gonflements dans les membres inférieurs.
- Reposez-vous les jambes surélevées.
- Accordez-vous des massages doux, en commençant par la cheville, pour stimuler la circulation sanguine et lymphatique.
- Diverses astuces vont aussi nettement améliorer le confort au quotidien, ça ne me concerne pas directement, mais Matteo m'a dit que cela pourrait vous être utile. Alors pourquoi se priver : chaussures confortables, pas de talons déséquilibrants et, deux fois par jour, des compresses froides sur les zones

gonflées ; rester au frais lorsqu'il fait trop chaud ; éviter la cire chaude, qui dilate les veines et pratiquer la natation, mais tranquille…

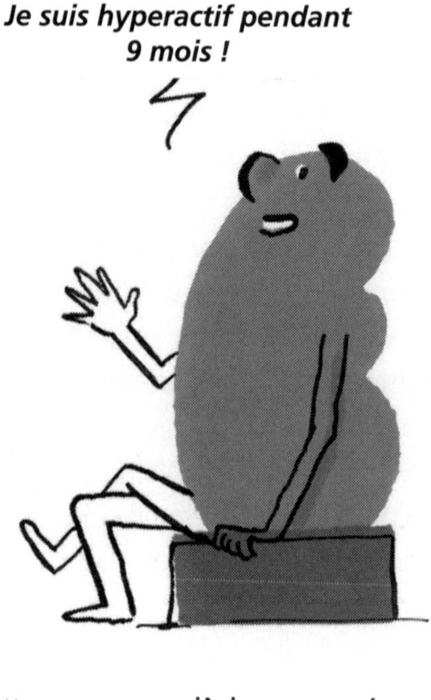

Pendant cette grossesse, j'ai augmenté mon activité de filtration du sang de 50 % pour faire face à l'afflux de déchets en provenance du bébé par le cordon ombilical[1]. Il ne faudrait pas qu'ils s'accumulent et qu'ils intoxiquent mon humaine. Comme je ne peux pas être sélectif aux déchets du bébé, je vais aussi éliminer

1. Attention, si vous recevez des médicaments pendant votre grossesse, en filtrant plus le sang, je vais en éliminer certains plus vite, il faudra sans doute en augmenter les doses.

davantage la production de mon hôtesse, sa créatinine et son acide urique entre autres, dont les concentrations dans le sang vont baisser[1]. Ce n'est pas un problème et même mieux, je peux avec ces index et l'albuminurie surveiller le bon déroulement de la grossesse.

Je suis le phare d'une grossesse réussie !

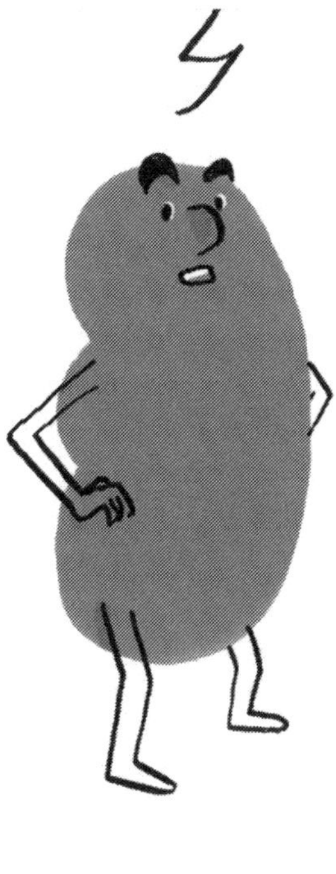

Eh oui, en dehors du développement du bébé, je serai le guide d'une grossesse réussie avec la surveillance

1. À l'état normal, il n'y a pas de sucre dans les urines. Dans le diabète, la présence de sucre dans les urines signifie que les taux de sucre dans le sang ont dépassé le seuil de 1,8 g/l.

de la créatininémie, l'acide urique, la protéinurie et la tension artérielle. S'ils augmentent, il faut réagir rapidement, mon hôtesse risque une « pré-éclampsie ». J'ai peur de cette complication, qui mettrait en danger notre bébé d'amour. À l'origine de cette maladie : un dysfonctionnement du placenta avec une libération accrue de débris placentaires et de cellules fœtales dans le sang maternel. Ces débris entraînent une production de molécules qui agissent sur les vaisseaux sanguins maternels et augmentent la pression artérielle. C'est une cause de grands prématurés, de retards de croissance intra-utérin et la deuxième cause de décès maternels. Elle est observée dans 75 % des cas lors d'une première grossesse, mais elle peut survenir au cours d'une grossesse ultérieure, notamment en cas de changement de partenaire. Malheureusement, dans 1 cas sur 10, l'évolution n'est pas bonne et une forme sévère d'éclampsie survient. C'est une urgence vitale, je suis menacé, je filtre moins bien et la créatininémie s'élève, Benoît et Matteo souffrent aussi, avec des convulsions. La seule façon de sauver la maman est alors d'extraire le fœtus et son placenta, qu'il soit déjà viable ou non, un drame absolu.

Pour mon hôtesse, le bébé et moi, tout va bien, la créatininémie et l'acide urique sont bas, la tension est normale et la protéinurie est mineure. Ce n'est pas tout, mon anatomie est en mutation…

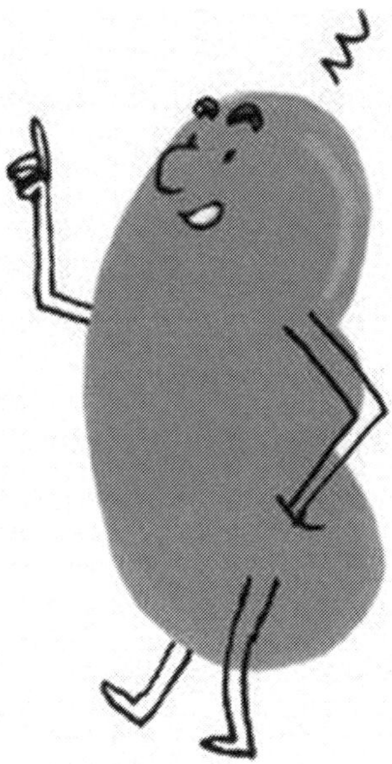

Toute l'anatomie de ma région est bouleversée, il faut bien que nous fassions une place à notre petit d'homme qui est confortablement installé dans l'utérus et qui, de façon exponentielle, se développe par une multiplication cellulaire effrénée. Mon uretère et mes cavités[1] sont dilatés et ceux de mon jumeau à droite encore plus, à cause de la compression par Magnus l'utérus et de l'effet relaxant de la progestérone. Plus bas, Jessie la vessie, que je surveille du haut de mon promontoire, est atone, elle aussi est comprimée par Magnus.

1. En particulier pour le rein droit.

Cela oblige mon hôtesse à faire pipi plus souvent. Ce n'est pas grave, mais ces modifications anatomiques augmentent le risque d'infection urinaire pour Jessie et, plus rarement, pour moi, cela augmente aussi le risque de pierres dans mes voies urinaires.

Marc, l'humain gynécologue de mon hôtesse, charmant et attentif, vérifie tous les mois, avec une bandelette dans mes urines, qu'il n'y a pas d'infection. S'il trouve une bactérie, il prescrira des antibiotiques, même s'il n'y a pas de signe de cystite (brûlure, envie pressante de faire pipi), en vérifiant qu'ils sont compatibles avec la grossesse[1].

Dès que mon hôtesse a une douleur dans le dos ou le ventre, il me surveille avec une échographie pour vérifier qu'il n'y ait pas de lithiase (pierre), pas de scanner, car formellement contre-indiqué. L'IRM l'est également, même si l'expérience a montré qu'elle ne semblait pas induire de problème.

Pour prévenir ces infections urinaires et les lithiases, mon hôtesse boit au moins 8 verres d'eau par jour, dont un au coucher et sans attendre d'avoir soif. Je vais transformer ces boissons abondantes en urine qui vont chasser les bactéries et dissoudre les cristaux.

1. Vous trouverez sur la base du CRAT, librement accessible, tous les renseignements sur les médicaments et la grossesse. Le site GPR contient des informations sur les interactions médicamenteuses, la posologie des médicaments chez le patient insuffisant rénal et certaines informations sur la grossesse.

10 octobre 1984,
Maternité Dou Souleù,
Saint-Rémy-de-Provence

L'accouchement s'est déroulé sans incident.

C'est un garçon, 3,6 kg, 52 cm, un très bel humain pour abriter mon premier bébé rein, Hadrien, 8 cm et 60 grammes.

Si petit et déjà totalement autonome, il filtre parfaitement le sang, au service des 100 000 milliards de nouvelles cellules qui ont éclos au fil des divisions cellulaires.

La fête est finie, on se remet tous immédiatement au travail dans des conditions normales. Sauveur va pouvoir souffler un peu, la rivière de sang rentre dans son lit, et je vais sans risque et rapidement faire disparaître la majorité des œdèmes de mon humaine. La perte de poids dans les premiers jours après l'accouchement, c'est donc l'eau et le sel que je vais éliminer dans mes urines. Pas de stress et de précipitation, il faut parfois plusieurs semaines avant qu'ils disparaissent complètement. Un régime sans sel est maintenant possible, mais pas de diurétiques. Ils me forceraient à éliminer plus vite les œdèmes, mais ils sont dangereux et, de toute façon, dès qu'ils seraient arrêtés, ils reviendraient. Et, bien sûr, tous mes conseils précédents seront utiles, en particulier l'activité physique.

Ne dites rien à Sauveur, notre cœur d'artichaut, il croit toujours que c'est une fille.

Les années passent dans la quiétude de mon travail d'épuration du sang et la vie en famille. Mon humaine s'est passablement laissée aller au fil des soucis et des années, le rappel à l'ordre va être douloureux.

IX

Un caillou bien mal placé…

La douleur est un aussi puissant modificateur de la réalité que l'ivresse.

Marcel Proust

La douleur, c'est le vide.

Jean-Paul Sartre

– Ugolin j'ai terriblement mal, rien ne me calme, je suis sûr que mes urines sont bloquées, c'est une colique néphrétique[1] ! Je suis brisé.

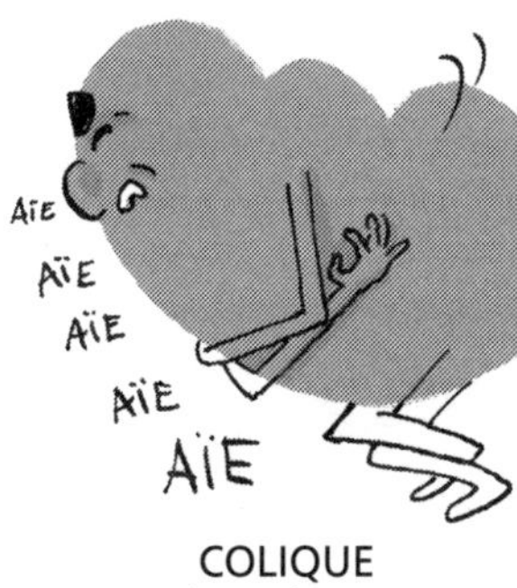

COLIQUE NÉPHRÉTIQUE

1. La colique néphrétique est un syndrome douloureux aigu lombo-abdominal résultant de la mise en tension brutale des voies excrétrices urinaires en amont d'une obstruction.

– Je suis désolé, mon rein câlin, qu'est-ce que je peux faire pour toi ? Et comment sais-tu que ce n'est pas le dos de ton hôtesse qui est douloureux ?

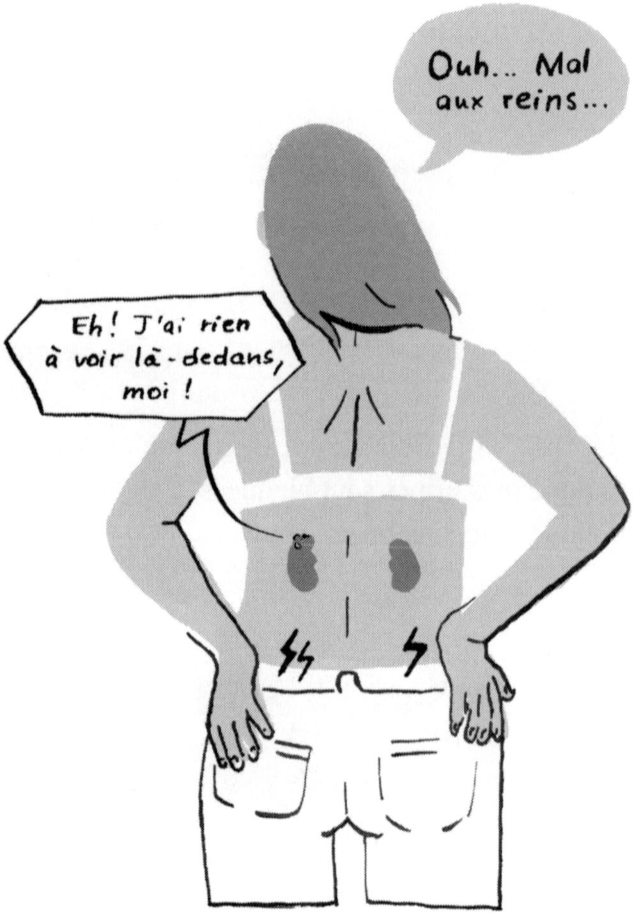
Ouh... Mal aux reins...
Eh ! J'ai rien à voir là-dedans, moi !

POSITION DES REINS PAR RAPPORT
À LA DOULEUR DU DOS

– Merci Ugolin, si tu caressais mon uretère, j'aurais moins mal. Non ce n'est pas une lombalgie. Les douleurs à la colonne vertébrale sont au niveau du bas du dos, le haut des fesses, et la douleur n'est pas si forte. Tu sais bien que nous sommes beaucoup plus haut. Ce que les humains appelle un « mal de reins » concerne en fait les vertèbres et les muscles adjacents[1] cela n'a rien à voir avec nous.

« Ma douleur est à gauche de la colonne vertébrale dans le dos, juste sous les côtes et aussi devant dans l'aine et au niveau du bas-ventre de mon hôtesse. Surtout, elle est intolérable, par vagues. J'ai beau me tourner dans tous les sens, et même avec les médicaments, rien ne me calme. Pour l'instant, mon humaine boit peu (pour éviter que mes cavités se dilatent et que la douleur augmente) et elle prend des anti-inflammatoires et des bains chauds. Il va falloir que ce caillou passe dans la vessie et libère mon uretère pour que la douleur disparaisse.

– Et s'il reste là où il est, ton caillou, que feras-tu ?

– Il faudra le casser avec des ultra-sons, faire une lithotripsie extracorporelle[2] qui le fragmentera par des

1. La douleur va varier en fonction de la position et des mouvements et elle peut irradier dans la jambe, c'est alors une sciatique.

2. La lithotripsie extracorporelle (LEC), du grec « lithos » : pierre et du latin « terere » : broyer, est la fragmentation des calculs par des ondes de choc créées par un générateur extracorporel, c'est-à-dire placé à l'extérieur du rein. Il n'est le plus souvent plus nécessaire d'opérer pour extraire les pierres des reins.

ondes de choc créées par un générateur extracorporel. Les fragments de cette pierre vont pouvoir alors s'évacuer dans l'urine. Enfin, je l'espère, parce qu'autrement il va falloir aller les chercher en passant une sonde via l'urètre et la vessie et en remontant dans l'uretère, et ça je n'en ai pas du tout envie, et mon humaine non plus…

– Comment se fait-il que tu aies un caillou dans ton uretère, moi ça ne m'est jamais arrivé !

– Oui, mais toi, ton hôte a eu une vie saine, sport, régime méditerranéen et tout le toutim. Mon hôtesse, elle, c'est tout le contraire : surmenage, sédentarité, surpoids, et de très mauvaises habitudes alimentaires.

Elle n'est pas en équilibre nutritionnel entre les produits qui favorisent les lithiases et ceux qui les évitent[1]. Elle a abusé du sel, des protéines et du sucre qui favorisent la formation des pierres. Et, elle n'a pas assez consommé de citrate, de potassium et de magnésium qui inhibent la formation de ces cailloux.

Trop de cristaux dans mes urines, pas assez de boissons pour les dissoudre, c'était couru d'avance. »

1. M.-P. Dousseaux, Urofrance.fr.

Les aliments riches en magnésium : fruits de mer, légumes verts, céréales complètes, fruits oléagineux (noix, noisettes, amandes, les légumes secs (haricots blancs, lentilles, pois cassés).

Teneur en magnésium, pour 100 grammes

Fruits de mer : 410 mg

Cacao : 150 à 400 mg selon la concentration

Amandes : 250 mg

Pain complet : 80 mg

Noix du Brésil : 370 mg

Ces pierres dans les reins sont très fréquentes, sachez que 15 % des humains feront au moins une colique néphrétique dans leur vie. Si l'on ne fait rien, la récidive est quasi inéluctable, 40 % à cinq ans et 70 % à dix ans.

« En fait, Ugolin, mon hôtesse doit changer toutes ses habitudes. Après une telle douleur, j'espère qu'elle va suivre les deux, très simples, conseils du médecin, il faut qu'elle augmente le volume des urines, donc de ses boissons, et veille de près à varier son alimentation. »

Les conseils de Valentin à ceux qui ont déjà eu une colique néphrétique :

- Pour les boissons, les maîtres mots sont : abondantes (deux litres par jour), et fractionnées (le long de la journée et si possible la nuit).
- Veillez à adapter le volume de ses boissons en fonction de la chaleur extérieure et de l'activité physique. Là encore, il faut qu'elle fuie les régimes pauvres en glucides et riches en protéines ou lipides qui déshydratent : Dukan, Cétogène.
- Utilisez des bouteilles de volumes adaptés aux déplacements (bouteilles thermos).
- Buvez avant ou après être allé aux toilettes, avant d'aller se coucher et en se réveillant.
- Mon humaine devra aussi retrouver une alimentation variée et équilibrée. Les différentes familles alimentaires seront réparties sur la journée afin de couvrir les besoins nutritionnels sans augmenter la concentration des urines de façon excessive.

Cela paraît simple, mais les humains font de nombreuses erreurs :

- Apports supérieurs aux besoins en sel et en protéines.
- Apport insuffisant en eau et en légumes.
- Erreurs sur la répartition :
  Un petit déjeuner insuffisant, très riche en glucides et lipides, sans fibres, sans protéines ni calcium.

Un déjeuner qui se limite à un plat et un dessert ce qui rend insuffisant l'apport en fibres et en calcium.

Un dîner familial et convivial qui est souvent trop énergétique, hyperconcentré en nutriments et en calcium en particulier.

En pratique, le mot clé de la nutrition est « famille ». Repas en famille et trois repas variés avec les familles alimentaires indispensables : produits laitiers, viandes, poissons, œufs, féculents, légumes verts, fruits, matières grasses.

Les conseils de Valentin

- Vous consommerez les protéines (viandes, poissons, œufs) en petite quantité, 0,8-1 g de protéines/ kg poids idéal[1] par jour et réparties. Les protéines animales (viandes blanches et rouges, poissons, œufs, charcuterie) consommées en excès c'est-à-dire présentes à plus d'un repas par jour, favorisent la survenue de calculs urinaires. Par exemple, si vous mangez de la viande, du poisson ou des œufs au déjeuner, il ne faut pas en prendre de nouveau pour le dîner.
- Le calcium et la vitamine D sont indispensables pour l'os, les muscles et les nerfs. Idéalement votre alimentation comportera 3 à 4 produits laitiers soit

1. Poids idéal : homme (kg) : taille (cm) – 100 [taille (cm) – 150/4] ; femme (kg) : taille (cm) – 100 [taille (cm) – 150/2,5].

500 à 600 de calcium et au moins 2 litres d'eau du robinet soit 200 à 300 mg de calcium en plus par jour. Les apports en vitamine D sont très souvent insuffisants. La supplémentation nécessairement médicamenteuse sera adaptée selon le dosage sanguin en vitamine D.

- Ajoutez des légumes à chaque repas, pour leur richesse en fibres, potassium, magnésium et citrates ; crus ou cuits, entiers ou en potage. Ils augmentent le volume urinaire sans apporter d'énergie.
- Les fruits apportent une quantité de sucre qui limite leur consommation à 2 à 3 par jour. Bien qu'ils n'apportent pas de fibres, les jus de fruits sont pris en équivalence aux fruits et non comme une boisson.
- Les féculents, le pain, les pâtes, le riz, la semoule, les légumes secs (lentilles, pois et haricots blancs, rouges ou noirs…), seront présents à chaque repas.
- La quantité nécessaire de matières grasses représente environ 35 % de l'apport calorique global. Leur variété permet l'apport des acides gras essentiels (omégas 3 et 6) et partiellement, des vitamines A, D et E. Les matières grasses d'origine végétale sont à privilégier, sans oublier les amandes et noisettes, riches en magnésium, potassium et fibres.

Il existe une relation directe entre la survenue de calcul urinaire et la consommation de sel alimentaire.

Reportez vous à ce que j'ai dit sur le sel, p. 39

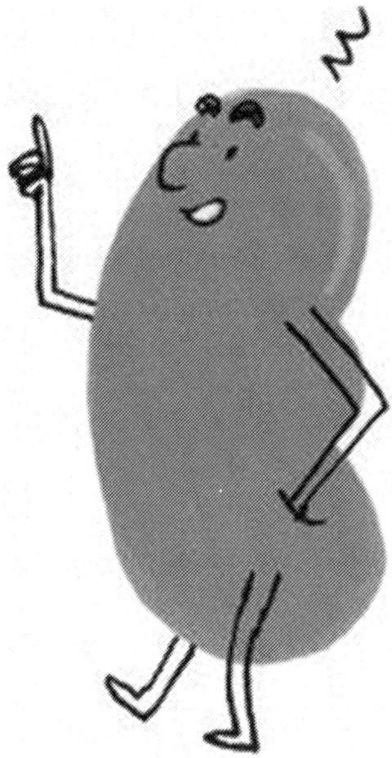

Pour renforcer les apports de citrate, potassium et magnésium vous consommerez quotidiennement :

- Des légumes verts crus et/ou cuits à chaque repas ;
- Des céréales et du pain complet ;
- Une poignée de noisettes et amandes par jour.

Vous êtes armés pour ne plus avoir de cailloux dans vos reins !

Il vous reste à adapter votre nutrition selon le type de pierre qui se sera formée dans votre uretère, votre humain néphrologue vous le détaillera, et je vous donne quelques indications en annexe.

– On peut s'exprimer ?

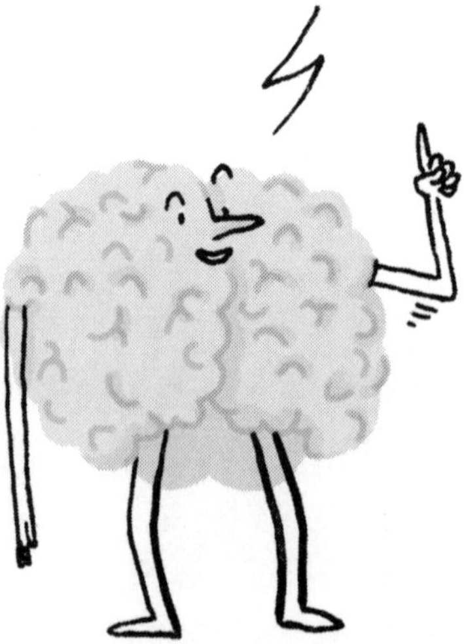

– Bien sûr, Matteo, de toute façon tu es le centre de la parole, je ne peux pas te l'interdire !

– Valentin, nous sommes tous concernés par tes lithiases. Cette colique néphrétique est un signal d'alerte que tu adresses à notre hôtesse pour lui dire qu'elle doit changer de vie. Son mode de vie a également augmenté le risque d'infarctus du myocarde pour Sauveur et d'accident vasculaire cérébral pour moi.

On prend de l'âge, mon hôtesse et moi, mais à ce rythme, je vais dans le mur médical, et tous mes amis avec moi.

X

Ce n'est pas la grande forme…

Plus tard ce sera trop tard.
Notre vie, c'est maintenant.

Jacques PRÉVERT

Il ne faut pas croire que la vie d'un rein est un long fleuve tranquille d'urines formées dans la décontraction de celui qui se sait indispensable !

Certes, c'est un très long fleuve, je vais produire en moyenne 60 000 litres d'urine dans une vie humaine. Mais, n'oubliez pas que je suis en première ligne pour toutes les agressions par les polluants extérieurs, les déchets du corps et les maladies !

Cascades et rapides et autres pièges sont sur mon chemin de vie de rein.

Le tabac, la sédentarité, le surpoids, le diabète, le stress, les pesticides, les plastiques sont un cocktail mortel qui nous a tous abîmés. Benoît et les artères de Sauveur, les coronaires, sont couverts de graisses, les neurones de Matteo se fatiguent et, moi, Valentin, je ne fonctionne plus qu'à 30 % de mes capacités. Mon jumeau aussi est très malade, ces agressions touchent toujours les deux reins ensemble.

Signe que je souffre, la créatininémie[1] est élevée, le manque de vitamine D a fragilisé les os et celui de l'érythropoïétine est responsable d'une anémie, un manque de globules rouges, tous les signes d'une insuffisance rénale. Il faut impérativement stopper ces agressions sinon, dans moins de trois ans, mon humaine sera sous dialyse.

Toutes ces mesures bénéfiques que mon humaine va enfin mettre en pratique dans sa vie : médicaments pour la tension et le diabète, activité physique et régime méditerranéen vont me protéger et me stabiliser, mais pas me guérir. Ce qui est déjà abîmé va le rester, je ne peux me régénérer et on ne peut, malheureusement, pas faire baisser la créatininémie. Ce n'est pas si grave, car mon hôtesse peut vivre normalement avec une insuffisance rénale et avec ce nouveau programme de vie elle va garder les amis, les autres organes en bonne santé.

Vous ne le savez sans doute pas, mais l'insuffisance rénale ce sont 3 millions de personnes en France, 30 millions aux États-Unis et 200 millions dans le monde, des chiffres en forte croissance du fait de l'explosion des maladies métaboliques, diabète et obésité en particulier. Il est étrange pourtant de voir à quel

1. La créatinine est produite par les muscles et n'a pas d'intérêt pour le corps. Elle est éliminée uniquement par les reins. Lorsque son taux (créatininémie) augmente dans le sang, cela signifie que la fonction rénale (filtration du sang par les reins) n'est plus suffisante.

point ces maladies si fréquentes des reins, ne passionnent pas l'opinion publique.

Un « reinathon » n'a jamais été organisé, car aucune chaîne de télévision ou de radio ne le diffuserait, faute d'audience. Un humain dialysé, ça ne fait pas vibrer, sauf s'il reçoit le rein d'une vedette ou s'il est lui-même un *people*. Exemple, la transplantation rénale de Selena Gomez avec le rein de son amie a fait les titres de la grande presse, mais ce n'est pas du don de rein dont on a parlé, c'est de la star. Cela n'a incité personne à venir sonner à mon uretère pour faire ma connaissance.

Et pourtant, lorsque je suis malade et qu'une dialyse est nécessaire, cela coûte très cher à la société, 80 000 euros par an pour une hémodialyse, sans évoquer l'essentiel, la souffrance au quotidien. Ne vaudrait-il pas mieux prévenir ma destruction par une vie saine et garder ainsi tous les autres organes en bonne santé ?

Je ne demande pas à être une star des médias et d'internet, mais, amis humains, une prise de conscience est nécessaire, nous sommes importants et vous devez prendre soin de nous !

Pour Paul Valery, la santé, c'est le silence des organes, eh bien, pas pour moi ! Vous commencez à comprendre que je suis très particulier, je peux m'abîmer considérablement sans qu'il y ait le moindre signal d'alarme. Je suis le seul organe qui peut perdre jusqu'à 90 % de ses capacités sans que la vie de mon humain semble menacée, en dessous une dialyse sera nécessaire. On l'a vu, c'est très différent pour mes amis des étages supérieurs, Sauveur et Matteo. Eux, en cas de souffrance, vont provoquer assez rapidement chez leur humain ce qu'on appelle des symptômes : douleurs, absences, pertes de mémoire, etc.

Mais nous, les reins, on s'est fait une raison, et finalement on aime plutôt bien cette vie clandestine…

Les inconvénients de ma trop grande discrétion sont les diagnostics tardifs des maladies rénales. Je ne fais pas (assez) peur !

Par contre, j'ai un avantage sur mes copains, car l'un des grands intérêts de ma résilience est de pouvoir vivre normalement avec un seul rein, sous réserve qu'il ne subisse pas d'agression, traumatique ou en lien avec une maladie. C'est ce qui permet le don de rein pour une transplantation et l'ablation d'un rein pour un cancer.

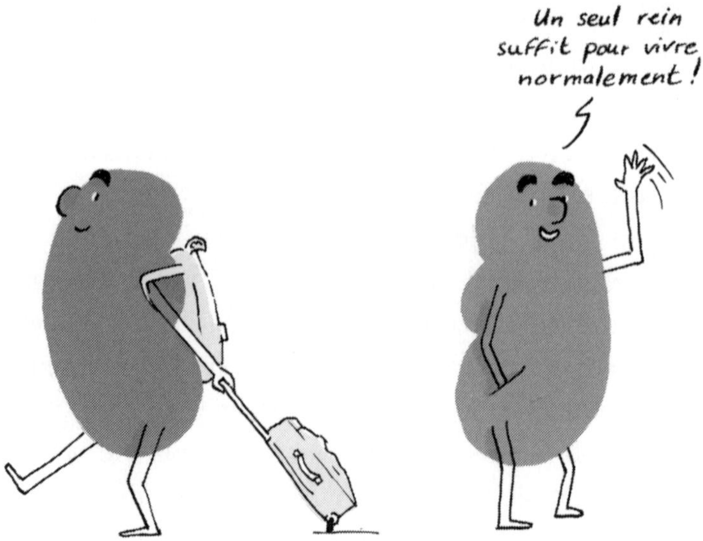

Et pour que je reste en bonne santé, il faut que mon hôtesse applique mon programme de vie VST, évite les médicaments toxiques pour les reins, contrôle mes agresseurs, et autant que possible évite les polluants.

Les « Vilains » de Valentin :
Diabète
Hypertension artérielle
Sédentarité
Obésité
Troubles du sommeil
Aliments ultratransformés (sodas, plats industriels...)
Stress non contrôlé
Toxiques extérieurs : tabac, pesticides, plastique...
Sucre, graisses et sel en excès
Médicaments néphrotoxiques, toxiques pour les reins.

Voyons comment faire pour me garder en forme :

Les conseils de Valentin

- Éviter les médicaments toxiques pour moi. La plupart ne sont utilisés que dans des contextes très particuliers (cancer, infection grave, maladie inflammatoire digestive...) et votre médecin saura les manier avec prudence[1] pour me protéger.

1. Platine, anti-VEGF et immunothérapie dans le cancer, aminosides, un antibiotique, dans les infections graves, Pentasa dans la rectocolite hémorragique.

Attention à ces très populaires anti-inflammatoires non stéroïdiens (Ibuprofène, Voltarène, Naproxène, Kétoprofène…), qui sont vendus sans ordonnance pour traiter, souvent abusivement, la fièvre et les petites douleurs. Je ne les aime pas, car ils sont toxiques pour moi, surtout quand je suis déjà malade[1], il faudra les éviter et privilégier le paracétamol[2]. Attention aussi aux IPP (oméprazole), les anti-acides[3], qui protègent l'estomac, ils sont trop prescrits, et ils peuvent être néphrotoxiques.

- Tenir à distance de mes artères les agresseurs que l'on appelle les facteurs de risque artériels : l'augmentation de la pression artérielle, le diabète, la sédentarité, le surpoids, le tabac et un cholestérol élevé, des grands classiques dont tout le monde parle. Ces vilains qui veulent détruire mes superpouvoirs sont bien trop fréquents sur notre chemin de vie d'organe, vous ne prenez pas assez soin de vous, amis humains : Soulagez-nous plutôt avec des médicaments pour la tension et le diabète et une vie plus saine.

1. Ils peuvent également provoquer de graves complications cardiaques ou cutanées et des saignements digestifs.
2. Attention à bien respecter les doses de paracétamol qui, trop élevées, sont toxiques pour le foie.
3. Ils sont aussi suspectés d'augmenter le risque de cancer de l'estomac.

- Pour le poids, n'essayez pas de le perdre rapidement à coup de régimes agressifs. Pas de restriction calorique sévère ou de régime hyperprotidique ou cétogène. Ces pseudo-régimes sont toxiques et, en prime, inefficaces sur le long terme. Non seulement vous reprendrez votre poids, mais souvent au-delà de celui initial. En fait, c'est avec un changement de vie plus global que vous obtiendrez une perte de poids progressive et stable. Appliquez mon projet VST, cela suffira.
- L'hypertension artérielle, l'obésité et le diabète sont des armes de destruction massive de la santé. L'hypertension artérielle touche un milliard de personnes[1] dans le monde, le diabète 500 millions. Des fléaux en forte croissance, qui sont responsables de 30 % des insuffisances rénales. Je serai à l'abri avec une pression artérielle inférieure ou égale à 130/80 mmHg, une glycémie et une HbA1C bien contrôlées. L'HbA1C permet, par un dosage sanguin, d'évaluer l'équilibre glycémique sur une longue période, environ deux à trois mois. Tout est toujours une question d'équilibre. Le sucre et la tension des artères et même les graisses sont vitales, ce sont leur excès qui me détruisent.

J'en profite pour briser un mythe : « Docteur j'ai de la tension nerveuse, ce n'est rien, il faut juste que

1. La tension est normale si elle est inférieure à 135/85 mmhg.

je me calme et surtout je ne veux pas d'un traitement à vie alors que je me sens en pleine forme. » La tension nerveuse, ça n'existe pas. Si les chiffres mesurés dans de bonnes conditions[1] sont élevés, cela signifie que les artères sont abîmées et rigides. Un traitement est alors nécessaire et il ne doit pas être arrêté, sinon la tension va de nouveau s'élever et les risques aussi. Ce n'est pas le traitement qui est à vie mais l'hypertension[2] ! À l'inverse, des chiffres élevés dans un contexte d'effort physique et ou d'énervement ne veulent rien dire.

Mon humaine a fait de mauvais choix de vie qui m'ont rendu malade. Bien sûr, elle aurait pu les éviter et me garder en bonne santé, mais ça n'est pas toujours si évident ni si simple, et je sais que beaucoup d'entre nous tombent malades sans causes particulières. Nombreux sont mes amis qui vivaient dans de bonnes conditions, pas de diabète ni de tension trop élevée, et pourtant ils sont tombés gravement malades.

Je pense à Arthur, un rein très sympa de Bordeaux, dont le père et la grand-mère humains ont été dialysés, il a une maladie rénale héréditaire, un « syndrome d'Alport », une dialyse s'impose à court terme.

1. Après 5 minutes de repos en position assise ou couchée.

2. Les effets secondaires qui sont une cause fréquente d'arrêt du traitement sont toujours réversibles et pour la plupart mineurs. Il suffit de changer de traitement pour qu'ils disparaissent. Certains, comme l'impuissance sous bétabloquants, sont des mythes.

Il y a aussi Martin, un rein calme et serein qui était en pleine forme, et qui, sans aucun signal annonciateur, a été surpris par cette intrusion de la maladie auto-immune. Tout allait très bien et soudain, son humaine, Marie, s'est retrouvée à l'hôpital. Elle nous raconte.

« Tout allait bien. Libérée des contraintes de ma boutique, je faisais expos, musées, balades fréquentes dans Paris, déjeuner avec les ami(e)s, projets... et vlan, me voilà aux urgences à Rouen. Nous étions à la campagne, avant un départ pour passer Noël à Bruges. À la sortie de l'hôpital, ma mission : allez voir un néphrologue...

Une charmante personne dans le service du professeur Deray me donne un rendez-vous quelques jours après, un lundi.

Tout va s'écrouler, hospitalisation en urgence, ou presque, me revoilà à l'hôpital pour 2-3 jours et en fait j'y reste deux bonnes semaines. On m'annonce que j'ai une maladie auto-immune. (Mon immunité s'est attaquée à mes reins, qu'elle ne reconnaît plus comme faisant partie de moi.) Moi, malade ? Jamais je n'avais eu d'arrêts de travail dans ma vie, sauf pour ma grossesse.

Traitement avec cortisone à haute dose, chimiothérapie, me voilà complètement à l'ouest, et c'est parti pour de longs mois. Dur d'accepter tous ces effets indésirables, mais bon, on finit par s'habituer, ne pas regarder en arrière.

Adieu les balades, les expos, je suis seule, sans les copains qui, bien entendu, n'aiment pas les gens malades et vous voient de moins en moins avant de ne plus donner aucun signe de vie.

Accepter, et surtout vivre avec…

Faire des projets à très court terme et certains à plus long terme… mais toujours avec cette saleté de maladie…, et cette question : pourquoi moi ?

La chance que j'ai eue : rencontrer un médecin à l'écoute, en qui j'ai confiance, qui m'a mise à l'aise avec son équipe pendant les hospitalisations à rebondissements, ils m'ont réconfortée, entourée.

Et me voilà sur le chemin, pour continuer à avancer, à me battre contre cette "chose" qui veut détruire mes reins, ma santé, ma vie.

Eh bien non, je suis là, et pour le plus longtemps possible, claudiquant, fatiguée, parfois cassée, mais bien là. Baissant les bras par moments, pleurant seule dans la nuit ou le jour, ne supportant plus d'être ce que je suis devenue. Mais je ne me donne pas le droit de capituler, par fierté, par mon caractère têtu, eh oui, je suis taureau. Avec l'angoisse des résultats de chaque bilan, il y a l'angoisse des perfusions et des effets secondaires, mais je suis bien accompagnée par mon mari qui me secoue, un peu trop par moments, il ne se rend pas vraiment compte de ce que je ressens, et de mon professeur préféré qui trouve toujours les mots pour m'aider… »

Il ne faut plus oublier celui ou celle qui « aide », indispensable partenaire de la guérison et de la qualité de vie au quotidien du patient. Marie n'est pas seule, elle est toujours accompagnée de Gérard, son mari, qui participe étroitement à cette « aventure » médicale.

Écoutons-le.

« À moins d'un an de ma retraite – il y a près de cinq ans – qu'on envisageait particulièrement active avec mon épouse, l'annonce brutale de sa maladie a bouleversé notre vie. Nombre de nos projets ont dû être reconsidérés malgré les recommandations pertinentes de "poursuivre une vie normale et active". La "Maladie" a non seulement détruit l'excellente santé de mon épouse, mais s'est installée au cœur de notre existence. Celle-ci a depuis été rythmée par les périodes d'hospitalisation, les traitements et leurs effets secondaires, les rendez-vous d'examen, de bilan ou de consultation.

Partageant tout (ou presque) avec mon épouse, depuis plus de cinquante ans (pour le meilleur et pour le pire), mon implication pour l'accompagner utilement dans son combat était une évidence naturelle. Je n'avais cependant pas conscience, et n'ai pas été suffisamment informé des exigences, des limites et des conséquences, pour que cet engagement volontariste perdure efficacement et contribue au mieux-être de mon épouse.

J'ai ainsi découvert que devenir "aidant" est, en l'espèce, une activité presque à temps complet, avec la prise en charge de l'essentiel du quotidien et l'apprentissage des métiers d'aide-soignant, d'aide-ménagère, de "dame de compagnie" et d'apprenti psy, plus valorisant sans doute, mais plus complexe quand on n'a pas l'expertise ni la vocation de "souffre-douleur".

Disponibilité, écoute et abnégation s'imposent à l'« aidant », mais aussi conserver une bonne forme physique et morale, pour conforter et partager l'espoir de vaincre à deux la maladie (ou d'obtenir sa rémission durable), grâce aux talents de la "Faculté" également. »

Tout cela est brutal et compliqué, même pour moi Valentin, qui suis si souvent concerné par ces maladies auto-immunes, alors j'imagine que pour vous, c'est du langage de rein japonais. Pour vous aider, je vous ai préparé une courte explication sur ces maladies auto-immunes :

– Les maladies auto-immunes[1] sont une éruption volcanique dans un environnement jusque-là paisible. Elles sont la conséquence d'un retournement du système immunitaire contre certaines de ses propres cellules. De 5 à 8 % de la population mondiale, surtout les femmes, sont concernées par une maladie auto-immune. Le rein est très souvent touché par ces agressions, dont la plus connue est le lupus, qui touche 5 millions de personnes à travers le monde.

1. INSERM.fr

Pourquoi le système immunitaire, qui a normalement vocation à nous protéger contre des corps étrangers, qu'ils soient virus ou bactéries, parasites ou cellules cancéreuses, se retourne-t-il contre certains constituants de l'organisme auquel il appartient ? De multiples facteurs sont incriminés, génétiques, hormonaux (les femmes sont plus exposées que les hommes) ou environnementaux (les ultraviolets, certains produits toxiques, voire certains médicaments).

J'espère vous avoir éclairé sur ces mystérieux phénomènes, et, pour compléter votre formation de néphrologue en herbe, je vous ai résumé en annexe toutes les maladies qui peuvent m'agresser.

Mon histoire touche à sa fin. Je pensais finir ma vie paisiblement en compagnie de mes amis organes, d'Ugolin et de mon frère jumeau, mais mon hôtesse n'a pas tenu ses engagements d'une vie saine, une dialyse est nécessaire.

XI

Il est trop tard pour moi, bienvenue à Robin !

Le cœur de Simon migrait dans un autre endroit du pays, ses reins, son foie et ses poumons gagnaient d'autres provinces, ils filaient vers d'autres corps.

Maylis DE KERANGAL
Réparer les vivants

12 mai 2019

J'ai eu beau l'alerter, mon humaine n'a pas compris, elle est restée dans sa logique de l'après, ou du plus tard : lorsque les enfants auront grandi, lorsque les crédits seront remboursés, à la retraite…, elle a tout reporté dans sa vie future, fantasmée, celle qui n'existe pas.

Moi, Valentin, je suis très fatigué. Sans un traitement régulier, sédentaire et avec une nourriture malsaine, la tension et le taux de sucre dans le sang sont restés élevés. Je me suis progressivement abîmé, mon jumeau également. Depuis quelques mois, nous ne travaillons plus qu'à 8 % de nos capacités. C'est insuffisant pour laver correctement le sang de notre humaine, une dialyse a dû être commencée.

Mon humaine doit se rendre dans un centre de dialyse trois fois par semaine pour que son sang soit lavé, chaque fois, pendant 4 heures[1]. Ces douze heures de dialyse par semaine, c'est le minimum vital, moins ne serait pas suffisant pour enlever suffisamment de déchets. À raison de 12 heures par semaine, l'hémodialyse ne représente que 7 % des fonctions des deux reins qui eux agissent en permanence et représentent 144 heures de filtration du sang par semaine. (7j/7, 24h/24.) C'est 12 heures ajoutées aux transports, c'est beaucoup de temps retranché à la vie…

Merci, Benjamin, pour ce témoignage sur le temps perdu.

« Lorsque j'ai commencé les dialyses, trois fois par semaine, je terminais mes études d'art et cinéma.

Je commence une lutte avec la maladie qui entre par effraction dans ma vie et la bouleverse. Elle change mon rapport au monde, au temps qui passe et à mon propre corps, que je découvre défaillant. La maladie me retire mon insouciance, qui nous pense invincible lorsqu'on est jeune et qui permet l'audace et le culot. Cette énergie est remplacée par celle d'être plus fort que la maladie. C'est ainsi que je me découvre peu à peu différent des jeunes de mon âge. Étrangement, la maladie m'a apporté une

1. Il existe deux techniques de dialyse, l'hémodialyse et la dialyse péritonéale qui sont détaillées en annexe.

force insoupçonnée qui m'a permis d'avancer tout en traversant les nombreuses épreuves.

J'apprends à accepter l'impossibilité de certains choix : poursuivre des études à l'étranger, travailler sur des tournages... La vie elle-même est ainsi faite avec peut-être moins de férocité et avec une différence importante : elle permet parfois l'audace de tenter, ce que la maladie et les traitements contraignants permettent beaucoup moins.

Il m'a fallu des années pour prendre conscience que cette maladie ne me quitterait pas. C'est dur, mais c'est aussi la possibilité d'inscrire cette contrainte pleinement dans ma vie pour mieux l'accepter, pour comprendre enfin que ma vie est là, qu'il n'y en a pas d'autres. Il faut en profiter.

Je suis actuellement en attente de ma 4e greffe. Étant hyperimmunisé, je sais que mon temps de dialyse peut être long, très long.

Avec la dialyse que j'ai commencée à l'âge de 21 ans, mon rapport au temps a basculé : le temps se fragmente et se concentre autour des allers et retours en dialyse qui reviennent vite. C'est une lutte quotidienne pour essayer d'utiliser ce temps retranché, de ne pas trop souffrir de cet arrachement permanent qui nous fait interrompre sans cesse notre vie.

J'ai hâte d'être regreffé en espérant que cette fois, elle me permettra un certain répit. La vie redevenant plus linéaire, on peut réinvestir son temps, voyager, oublier un peu la contrainte de la dialyse.

Avec la dialyse, je suis pris entre le soin qui revient sans cesse et le temps long de la maladie. Et, malgré tout, j'ai essayé de construire ma vie professionnelle, sentimentale, familiale, et d'être le plus possible dans le mouvement et non dans l'attente. C'est un travail sur soi en permanence nécessaire, mais épuisant parfois.

Aujourd'hui, je suis en dialyse quotidienne à domicile. J'ai mis du temps pour accepter de faire mes dialyses chez moi, Mais en réalité, la maladie est déjà là depuis longtemps. Depuis le début en fait. Je me suis rendu compte que pour ma famille, et mes enfants notamment, les départs répétés en dialyse, mes absences très longues (jusqu'à 6 heures parfois entre le transport, le montage de la machine et la séance de 4h) étaient des marqueurs de la maladie et des facteurs d'angoisse, d'inquiétude.

Lorsque j'ai fait ma première dialyse à domicile, mon fils m'a dit : "Mais ce n'est que ça la dialyse alors !" Tout était dit.

Pour moi, il y a eu évidemment un gain de temps, de ce fameux temps retranché, que l'on récupère justement parce qu'il s'intègre dans notre vie de tous les jours, mais aussi une énorme fatigue en moins. Et ça aussi, c'est du temps qu'on récupère, car, bien souvent, après 4 h de dialyse nous ne sommes pas toujours capables d'enchaîner une journée de travail ou de déplacement.

Cela n'enlève en rien les inquiétudes sur l'avenir, les contraintes du soin, et l'attente de la greffe.

La greffe reste la meilleure suppléance. Même si la dialyse quotidienne permet de s'en rapprocher.

La maladie chronique touche aussi notre entourage, par ce qu'elle fait subir à ma femme et mes enfants. Pour moi, malade, c'est dur d'avoir à faire supporter cette permanence de la maladie. Et ce, malgré la volonté la plus grande, l'empathie la plus généreuse.

La maladie impose son rythme, imprime sa marque sur notre parcours. Il faut pouvoir inverser le prisme et se dire dans les bons jours que c'est tout le contraire.

La maladie chronique est un défi pour l'être humain. »

Moi, Valentin, je fais maintenant partie de ces 45 000 reins en France, 350 000 en Europe et plus d'un million dans le monde qui ne filtrent plus suffisamment le sang et doivent être remplacés par une dialyse. Du générateur hémodialyse

La dialyse est indolore, mais mon humaine est souvent fatiguée après les séances, entre autres parce qu'il faut enlever l'eau en excès et les déchets en seulement 4 heures tous les deux jours.

C'est seulement dans ces instants que l'on réalise mon importance. Je ne suis plus là pour assurer la liberté métabolique en éliminant, en permanence, ce qui est en excès. Il faut alors faire attention à l'alimentation et éviter de manger, trop de fruits et légumes pour que le taux de potassium n'augmente pas et trop d'aliments qui contiennent beaucoup de phosphore[1]. Le plus gênant c'est la boisson qui doit être limitée à un litre maximum par jour. Je ne produis plus d'urine, et c'est pendant la dialyse que l'eau qui n'a pas été utilisée par le corps sera enlevée avec tous les déchets produits depuis la dernière séance.

Une aiguille dans une très grosse veine du bras de mon humaine, qui a été modifiée[2] permet de faire passer le sang à l'extérieur dans un rein artificiel qui retire les déchets. Puis le sang propre revient dans le sang par la même veine. Ce rein artificiel est une bobine qui permet d'extraire les déchets du sang. Cette bobine synthétique est très différente de moi, elle n'a pas de superpouvoirs et ne fabrique pas d'hormones[3], elle n'est pas connectée aux autres organes et ne peut contrôler avec finesse ce qu'il faut garder et éliminer, c'est un simple filtre. Mais elle permet de vivre dans des conditions souvent très correctes pendant de nombreuses années.

1. Voir en annexe.

2. Pour être dialysé les patients ont besoin d'une fistule artério-veineuse. Une artère est mise en communication avec une veine. La veine va grossir et son débit va augmenter ce qui permettra qu'elle soit piquée très fréquemment pour la dialyse.

3. Erythropoïétine et vitamine D, que je reçois régulièrement.

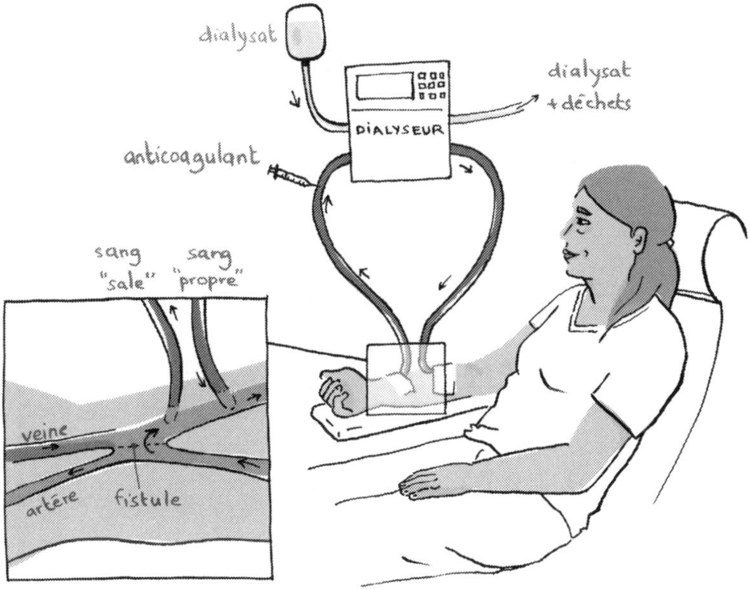

L'HÉMODIALYSE

Il y a les exceptions, comme Fabrice.

« Se soigner la nuit pour vivre le jour. C'est lors d'une opération du genou, alors que je terminais mes études, qu'on m'a diagnostiqué un syndrome d'Alport, une maladie génétique qui attaque les yeux, les oreilles et dégrade, petit à petit, les reins.

En 1997, rapidement après le début des dialyses, on m'a transplanté un rein. Opération qui se conclura rapidement par un échec, le greffon ayant été rejeté. Depuis cette date, je suis inscrit sur une liste d'attente des greffes. Sans grand espoir, car ayant développé beaucoup d'anticorps, mon organisme a peu de chances d'accepter un rein venu de l'extérieur. Il faut apprendre à vivre avec la dialyse. Un processus lourd, car pendant plus de 5 ans, j'ai organisé mes semaines en fonction de ces contraintes. Je travaillais à temps plein du lundi au vendredi avec une dialyse tous les 2 jours de 18 h 30 à 22 h 30. Un cercle vicieux où la maladie prenait beaucoup de place. En 2002, c'est mon médecin qui m'a parlé de la dialyse de nuit, 3 nuits par semaine. Comme celle-ci est plus longue, le sang est beaucoup mieux filtré, on subit moins la fatigue, beaucoup de temps libéré le jour et la qualité de vie est fortement améliorée. Alors, bien sûr, il y a aussi des contraintes : il faut pouvoir quitter sa vie familiale trois nuits par semaine et il faut pouvoir dormir pendant le traitement. Mais, pour mon équilibre de vie et ma qualité de soin, cela n'a rien à voir avec des dialyses courtes de 4 heures : amélioration de l'équilibre tensionnel et de la tolérance de la séance, disparition de la fatigue post-séance, diminution du risque cardiovasculaire et de la dénutrition, préservation des activités quotidiennes et familiales... Ayant toujours été sportif, j'ai pu envisager de me remettre à faire du sport. J'ai commencé par un 10 kilomètres, puis, en 2004, je me suis attaqué au marathon. À condition de respecter quelques précautions, il faut notamment s'hydrater suffisamment. C'est souvent contre-intuitif pour les personnes sous dialyse qui boivent peu, car les reins ne fonctionnant plus, il n'y a plus, ou peu, d'élimination de l'eau par l'urine. Je dois également éviter les aliments riches en potassium. Or, les portions de ravitaillement comportent souvent des fruits secs, des bananes et du chocolat qui en contiennent beaucoup. Je dois donc prévoir mes propres rations. J'ai enchaîné les courses, car c'est un excellent moyen de voyager et de rencontrer d'autres personnes. En participant au marathon de Paris, j'ai découvert le stand de La Réunion et son mythique "grand raid". J'ai toujours été passionné par la montagne et les grands espaces. C'est donc tout naturellement que j'ai voulu courir à La Réunion sur une des courses du grand raid. La première fois, c'était en 2008 pour 67 kilomètres et 4 200 mètres de dénivelé positif. Sur le premier dénivelé (réalisé en 17 h), nous avons pris comme précaution de boire régulièrement sur la course un mélange d'eau plate, d'eau gazeuse avec 1g de bicarbonate par 500ml d'eau pour tamponner le potassium. À l'arrivée de ce premier défi, où j'ai énormément bu à cause de la chaleur et la durée, je suis arrivé en dialyse avec 2 kg en dessous de mon poids sec et un bilan sanguin parfait.

C'est toutes ces courses avec ces multiples expériences qui m'ont rassuré sur la faculté d'un corps à s'adapter à l'effort, même avec un organe non fonctionnel. En août 2016, j'ai voulu faire le grand raid des Pyrénées, version 84 km et 5 700 de dénivelé, cela a été un échec, car j'ai pris le départ fatigué mentalement et physiquement.

Mais comme le dit le célèbre Nelson Mandela : "Je ne perds jamais, soit je gagne soit j'apprends." »

Hôpital de la Pitié-Salpêtrière,
le 20 octobre 2019

Mon humaine a été appelée par le professeur Banou, cette nuit. Trois heures d'opération pour installer le rein Robin pas très loin de moi. Il est excellent, notre professeur, et ça s'est très bien passé.

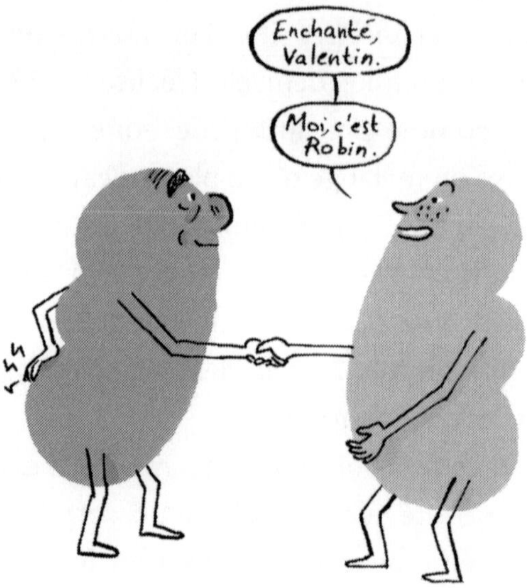

Plusieurs chirurgiens, chacun dans leur domaine, ont été autorisés par la famille du donneur à prélever les organes de ce jeune homme qui était, suite à un accident de moto, en coma stade IV, comme on dit dans le jargon médical.

Le professeur Banou a installé Robin, le nouveau rein, en bas à droite, et en avant du ventre de mon hôtesse, pas à ma place de Valentin. C'est plus facile et ça fonctionne très bien. Contrairement au cœur et au foie, il n'est pas nécessaire d'enlever les reins pour faire une transplantation rénale. Nous sommes maintenant trois, mais c'est Robin qui va faire tout le travail. Il s'est parfaitement adapté et a repris vie tout de suite, la créatininémie est normale. Le sang est lavé, filtré complètement. Les dialyses ont été stoppées.

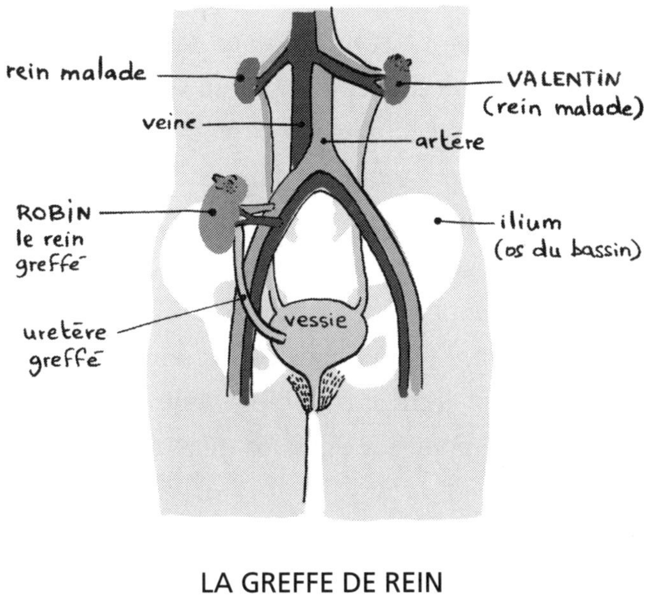

LA GREFFE DE REIN

Plus besoin d'érythropoïétine et de vitamine D, Robin les fabrique et moins de traitement pour mon hypertension. Il faut prendre d'autres médicaments, des immunosuppresseurs, pour que le corps de notre hôtesse accepte Robin et ne le considère pas comme un étranger. Ces traitements vont diminuer l'activité du système immunitaire pour que mon humaine ne rejette pas Robin. Cela augmente le risque d'infections et de tumeurs, mais c'est une nécessité absolue.

Je n'ai plus besoin de travailler, Robin est là, je me repose enfin.

Ce jeune humain, inconnu hier encore, c'est aussi le frère jumeau de Robin qui va aider un autre rein fatigué, c'est un cœur qui bat dans le corps et l'âme d'une femme de 40 ans, c'est un foie qui détoxifie le sang à la place d'un autre foie épuisé par un virus malveillant, c'est la vue retrouvée pour un enfant.

C'est aussi, ne l'oublions jamais, une famille qui souffre terriblement.

Chaque jour je bénis ces familles généreuses malgré la détresse de la perte de l'être aimé.

Voici Cécilia, l'une de mes belles rencontres durant l'écriture de ce livre qui a bien voulu me livrer sa reconnaissance pour ces humains généreux.

« Mon histoire commence à l'âge de 18 ans, lors d'un voyage aux États-Unis ou j'ai souffert de forts maux de tête. Un reflux vésico-urétéral est diagnostiqué.

Je comprendrai plus tard que ce reflux des urines de la vessie vers le rein a endommagé mon unique rein, ce qui ouvre la voie à l'"insuffisance rénale".

Pendant huit ans environ, j'ai une vie bien remplie et j'ai "rangé" dans un petit coin de ma tête cette "particularité" qui est mienne.

Malheureusement, vers 27 ans les néphrologues commencent à me parler de dialyse.

Là encore je vis l'événement sans trop réaliser ce qui m'arrive. Je fais le choix, je crois plutôt qu'on le fait pour moi de la dialyse péritonéale.

La vie se poursuit malgré la dialyse qui fait dorénavant partie intégrante de mon quotidien. Je m'organise pour intégrer mes huit heures de dialyse quotidienne la nuit, grâce à une machine à domicile. Je garde ainsi mon indépendance et mon travail qui me sont chers.

En dialyse, je revis ! la fatigue s'estompe, ma tension se stabilise, la vie reprend son cours avec le sport, le travail, les sorties et la rencontre de mon futur mari...

Un dimanche matin, le 12 décembre 1999, après 8 mois de dialyse, l'hôpital m'appelle : un greffon "est disponible". La "joie", la peur m'envahissent...

L'opération se passe bien, mais une semaine plus tard je fais une hémorragie interne grave, mon greffon et moi-même serons sauvés de justesse.

Huit mois plus tard, je reprends mon activité professionnelle, mon petit greffon fonctionne bien malgré ce qu'il a vécu ! Ma machine de dialyse quitte ma chambre...

Je vais connaître treize ans de liberté avec, au passage, un mariage, un changement d'activité professionnelle et un déménagement à Paris.

Malheureusement, en 2011, mon greffon fatigue et je vois l'échéance de la dialyse revenir. Une machine de dialyse est installée à la maison, nous ne sommes plus deux mais trois dans la chambre avec la machine de dialyse péritonéale. je dois renoncer non sans une grande tristesse au projet de faire un bébé...

En avril 2012, un matin, occupée à "mes" tâches ménagères, l'hôpital de Nantes me contacte pour une greffe, la peur, la joie m'envahissent de nouveau comme treize ans plus tôt.

La greffe se passe bien, mais mon greffon "démarre" doucement, la créatinine reste élevée et le restera. Un an plus tard, je divorce et je décide de m'exiler sur une petite île des Antilles françaises. J'oublie un peu trop que je suis greffée et mes analyses de sang se font plus rares. L'envie sans doute inconsciente, d'oublier la réalité de ce qu'on appelle une "longue" maladie.

Janvier 2017, je rentre en urgence des Antilles. Ma fonction rénale se détériore très vite.

Épuisée, je connais mes premières séances d'hémodialyse. Je suis exsangue et très éprouvée moralement.

Au quotidien, la restriction hydrique sera le plus difficile à vivre, je n'ai "droit", alimentation comprise, qu'à

1 litre de liquide par jour et j'ai un "régime" alimentaire stricte.

Psychologiquement préparée à attendre plusieurs années, une nouvelle transplantation, ayant développé des anticorps, je suis sans voix ce 17 juillet 2018 où, ô surprise, l'hôpital m'appelle pour une greffe "très compatible". Je rentre à l'hôpital avec une certaine angoisse, mais aussi beaucoup d'espoir.

L'intervention se passe bien, mon greffon fonctionne tout de suite et, à ma grande surprise, je sors de l'hôpital une semaine plus tard. J'apprécie pleinement ma liberté retrouvée et le plaisir de manger et boire sans restriction. Depuis, je vais bien et je reprends neuf mois plus tard le chemin du travail, du sport… une vie presque « normale ».

Je n'aurais jamais traversé tous ces événements sans le soutien de mes parents que j'aime tant, ma famille, mes amis et plus particulièrement Sophie qui se reconnaîtra.

L'équipe médicale bien sûr, ma deuxième famille, comme je dis souvent. La maladie nous donne l'"opportunité" de rencontrer des personnes, talentueuses, attentionnées, pour résumer, formidables.

Mon souhait : que la recherche continue d'avancer et que mon petit greffon fonctionne le plus longtemps possible.

Je dédie ce "témoignage" à mes donneurs pour lesquels j'ai une pensée quotidienne. »

« *Qui donne un rein sauve un humain !* »

Eh oui, nous sommes utiles, même en dehors de notre humain.

Chaque année, dans le monde, ce sont plus de 60 000 reins qui sont transplantés dans un autre corps. La durée de vie moyenne de ces Valentin courageux est de 12 ans. Ce sont des moyennes, un greffon rénal peut être fonctionnel plus (ou moins) longtemps et une deuxième (et plus) transplantation est possible, si nécessaire.

Amis humains, qui êtes capable du pire comme du meilleur, vous pouvez donner un de vos deux reins à un proche, enfant, conjoint et même ami. Pour cela vous devez être en parfaite santé pour être sûr que vous allez vivre normalement avec un seul rein. Pas d'inquiétude, les humains transplanteurs vous feront de nombreux examens pour vérifier que votre rein est compatible avec le receveur et que vous n'avez aucune maladie. Les avantages sont clairs, pas d'attente en dialyse et des résultats encore meilleurs (16 ans de durée en moyenne). Malgré les nombreuses précautions, il persiste pour le donneur un faible risque d'une insuffisance rénale conduisant à la dialyse sur une période de 15 ans, qui est de l'ordre de 30 pour 10 000 transplantations[1]. Il sera minimisé par un mode de vie optimal avec mon

1. A.B. Massie *et al.*, « Quantifying Postdonation Risk of ESRD in Living Kidney Donors », JASN September 2017, 28: 2749-2755.

projet VST. Le taux de mortalité lié à l'opération est très faible, mais pas nul à 3,1 pour 10 000[1]. C'est toujours trop, mais à titre de comparaison, le risque de mortalité opératoire associé à l'ablation de la vésicule biliaire est six fois plus élevé (dix-huit pour 10 000 cas).

Je ne suis pas à vendre !

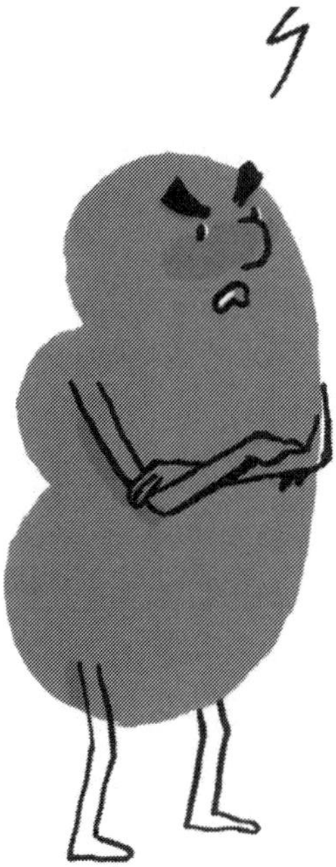

La vente d'un organe est heureusement interdite dans la majorité des pays qui pratiquent la transplantation. Malheureusement, dans votre monde où tout se vend et

1. L'analyse des données du registre national américain concernant un total de 80 347 donneurs a recensé, sur cette période de quinze ans, un total de 25 décès dans les 90 jours après le prélèvement.

s'achète, le trafic d'organes est un business florissant valant plusieurs milliards de dollars par an. D'après l'OMS, les réseaux internationaux de trafic d'organes fourniraient jusqu'à 10 000 des 100 000 transplantations annuelles réalisées dans le monde, dont 60 % de greffe de rein. Sur le marché noir, je peux valoir plus de 200 000 dollars. Les donneurs humains les plus désespérés, les pauvres, peuvent accepter de subir un prélèvement de rein contre seulement 2 000 dollars tout en risquant leur vie durant l'opération, souvent faite dans de mauvaises conditions. Quand allez-vous retrouver la raison ?

Épilogue

« Vous savez que je suis aussi l'avenir de l'humanité ? »

Mieux vaut allumer une bougie
que de maudire l'obscurité.

Lao TSEU[1]

Objet de culte dans la Bible où j'abrite la sagesse et l'intelligence, ne dit-on pas : « Dieu te jugera en sondant tes reins », je suis tombé de mon piédestal divin lorsque « l'Homme » a compris que je fabriquais l'urine.

Je n'abrite sans doute pas l'âme, encore que personne n'ait jamais pu démontrer le contraire, mais ma place dans la symphonie de la vie est centrale : filtration intelligente du sang, équilibre du milieu intérieur, consolidation de l'os, fabrication des globules rouges et contrôle de la pression artérielle. C'est quand même déjà beaucoup pour un petit organe sans neurones de 11 cm et 150 grammes.

Mesdames et messieurs, les humains, il est temps de rétablir l'équilibre entre un rôle divinisé et le statut

1. Père du taoïsme.

d'un organe méprisé. Un premier pas a été franchi avec la découverte récente de mon microbiote urinaire qui joue un rôle fondamental dans la santé, à l'instar de celui de Colin, l'intestin.

J'aimerais, après la lecture de ces pages, ne plus être seulement à vos yeux un filtre passif du sang. J'aurai pleinement rempli ma mission si, en plus, je vous ai convaincu de prendre soin de vous, tout simplement en prenant soin de moi. C'est simple et extrêmement efficace avec mon projet VST.

Je représente, entre autres, la liberté métabolique, celle de boire et de manger. Et si j'étais aussi l'avenir de l'humanité ? Délire de rein qui a filtré un peu trop d'alcool ? Pas du tout, mon urine pourrait être utilisée comme une source d'énergie inépuisable et un fertilisant non toxique !

Les sept milliards d'êtres humains produisent environ 600 milliards de litres d'urine par an, ce qui en fait un des déchets les plus répandus au monde. En y ajoutant les animaux, on multiplie encore ce volume déjà astronomique. Deux cent millions de barils, c'est deux fois plus que la quantité de pétrole extraite des sols chaque année ! Dans l'état actuel des choses, l'urine en tant que déchet menace des écosystèmes fragiles et a un coût énergétique considérable[1] pour la recycler.

Pourquoi ne pas imaginer faire de l'urine une ressource plutôt qu'un déchet énergivore ? En poids,

1. On estime aux États-Unis que les usines de traitement de l'eau consomment 1,5 % de l'électricité produite dans le pays.

l'urine contient environ 2 % d'urée, et chaque molécule d'urée quatre atomes d'hydrogène, qui sont moins fortement fixés à l'urée que l'hydrogène ne l'est à l'eau. Par conséquent, séparer l'hydrogène de l'urée demande moins d'énergie et permet une production d'hydrogène plus efficace que de le faire avec de l'eau. De quoi alimenter des millions de carburateurs écologiquement et, pourquoi pas un jour, des toilettes qui rendront nos maisons et nos immeubles indépendants sur le plan énergétique.

Uriner pour que la lumière soit, me voilà de retour dans la Bible, et cette fois par la grande porte.

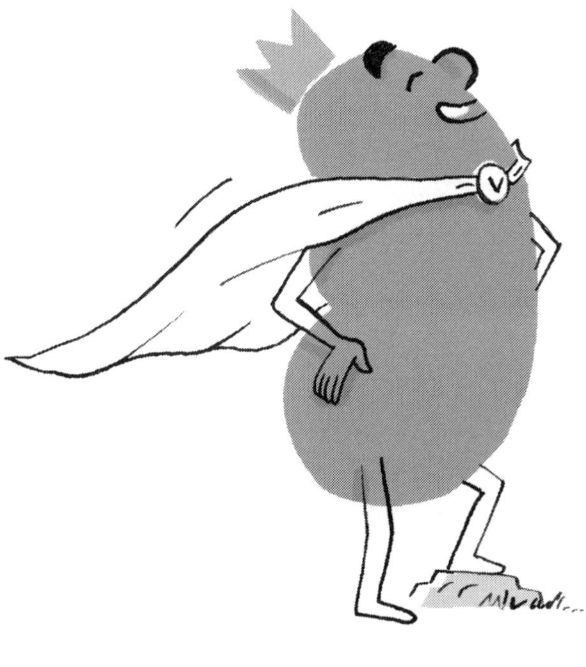

Énergie, mais aussi engrais, l'autre perspective passionnante. Depuis quelques décennies déjà, certains pays travaillent sur la séparation à la source de l'urine. L'urine, qui concentre la très grande majorité des nutriments excrétés par le corps humain, offre un potentiel important de valorisation pour la fertilisation des cultures.

Mes urines pourraient devenir les sources de l'énergie et de la production agricole du XXIIe siècle, c'est ce que l'on pourrait appeler un retournement de l'histoire.

En attendant, avec mes amis, Sauveur, Matteo, Benoît et Colin, nous vous souhaitons une excellente santé et une longue et belle vie.

Remerciements

Toute ma reconnaissance va à Sophie de Closets et aux éditions Fayard.

Une pensée amicale et très reconnaissante à Hélène Guillaume, indispensable partenaire éditoriale.

Marion Dubois a été une rencontre inattendue et passionnante, elle a réalisé toutes les illustrations qui éclairent le texte[1].

Merci pour leurs conseils avisés à :

Richard Deray, Marie-Paule Dousseaux, Élisabeth Laporte, Paulette Lisiac, Françoise Monchecourt, Sandra Rivière, Isabelle Sebban, Sandrine Sebban et Denise Seroussi.

Merci à Cécilia, Alain, Benjamen, Franck, Fabrice, Gérard(s) et Marie pour vos témoignages qui ont donné une âme à ce livre… Vous seuls connaissez vraiment le sens et la vitalité du mot REIN.

1. Marion Dubois est une illustratrice spécialisée dans l'illustration didactique et la conception d'outils pédagogiques (numériques, jeux de société, livres, illustrations pour la presse, animations…) à destination des enfants, des adolescents et des adultes.

ANNEXES

I

Glossaire

- ♣ *Abdomen* : également appelé ventre, il est constitué de nombreux organes, notamment, la rate, le foie, l'appareil digestif et l'appareil urinaire.
- ♣ *Acide urique* : c'est un déchet de l'organisme. Il est le produit final de l'excrétion de molécules appelées les acides nucléiques et les purines que l'on trouve dans les protéines.
- ♣ *Adénome de la prostate* : l'adénome de la prostate (appelé aussi hypertrophie bénigne de la prostate) est une tumeur bénigne très fréquente qui touche la presque totalité des hommes le plus souvent après 50 ans.
- ♣ *Aorte* : artère centrale de toutes les artères du corps. C'est par elle que passe tout le sang oxygéné qui va irriguer l'ensemble de l'organisme.
- ♣ *Artères* : vaisseau sanguin qui transporte du sang en provenance du cœur vers les organes, par opposition aux veines qui transportent le sang des organes vers le cœur.
- ♣ *Bicarbonate* : les ions bicarbonates ($HC03^{-}$) sont présents dans le sang ou ils jouent un rôle majeur

dans la régulation du pH. Ils constituent le principal « tampon » de l'organisme, c'est à dire qu'ils vont neutraliser les acides. Leur concentration dans le sang est directement proportionnelle au pH. Ce sont principalement les reins qui régulent la concentration des bicarbonates sanguins, en favorisant leur rétention dans le sang ou leur excrétion dans les urines.

- *Capillaires* : ils relient les artérioles (petites artères) aux veinules, faisant ainsi de l'appareil vasculaire sanguin un système continu. Tandis que les artères et les veines appartiennent au réseau de la macro circulation et constituent des voies de transit. Les capillaires font partie de la microcirculation et sont le siège d'échanges métaboliques entre le sang et les tissus voisins.
- *Créatinine* : la créatinine est issue de la dégradation de la créatine, elle-même synthétisée par le foie et stockée dans les muscles où elle joue un rôle important dans la production d'énergie. L'utilisation de créatine par les muscles produit des déchets, le plus notable étant la créatinine. Celle-ci est transportée par le sang, filtrée par les reins et éliminée dans les urines. Mesurer le niveau de créatinine dans le sang permet d'évaluer l'activité des reins.
- *Colique néphrétique* : violente douleur rénale liée à la mise en tension des cavités rénale en raison d'un obstacle à l'évacuation des urines par une pierre, un caillot ou une tumeur.

- *Cytokine* : substance élaborée par le système immunitaire, pour réguler la prolifération de cellule.
- *Diaphragme* : muscle inspiratoire situé sous les poumons. Il sépare la cavité thoracique de la cavité abdominale.
- *Diurèse* : sécrétion de l'urine.
- *Dysurie* : difficulté à évacuer l'urine contenue dans la vessie. La dysurie se manifeste par un temps plus long pour uriner et un jet d'écoulement plus faible.
- *ECBU* ou examen cytobactériologique des urines : examen recherchant des cellules, des bactéries ou d'autres éléments dans les urines.
- *Embryon* : organisme en développement depuis la première division de l'œuf ou zygote jusqu'au stade où les principaux organes sont formés. De la fécondation à la 8ème semaine de grossesse (au 56e jour de la gestation plus spécifiquement), le futur bébé est décrit par le terme embryon.
- *Émonctoire* : organe ou partie d'organe qui permet à l'organisme d'éliminer ses déchets, ses sécrétions surabondantes ou nuisibles.
- *Endogène* : qui prend naissance à l'intérieur d'un corps, d'un organisme, d'une société, qui est dû à une cause interne.
- *Exogène* : qui provient de l'extérieur, se produit à l'extérieur de l'organisme, d'un système.

- ♣ *Fœtus* : produit de la reproduction, à partir du troisième mois de la grossesse. Avant cette période, c'est un embryon.
- ♣ *Glomérule* : formation de vaisseaux en pelote qui constitue le principal filtre du néphron. Le glomérule est semi-perméable, laissant passer par des trous, l'eau et les déchets solubles, pour qu'ils soient excrétés sous forme d'urines.
- ♣ *Hémoglobine glyquée ou HbA1C* : tandis que la glycémie capillaire et la glycémie à jeun sont des instantanés de l'état glycémique, l'HbA1c permet, par un dosage sanguin, d'évaluer l'équilibre glycémique sur une plus longue période (environ deux à trois mois).
- ♣ *Hormone antidiurétique (ou vasopressine)* : hormone favorisant la réabsorption de l'eau par le rein.
- ♣ *Hydratation* : introduction thérapeutique d'eau dans l'organisme, par voie orale ou en perfusion intraveineuse, afin de prévenir ou de corriger une déshydratation en maintenant ou en rétablissant un équilibre normal de l'eau.
- ♣ *Hypophyse* : petite glande endocrine de la taille d'un raisin qui se situe à la base du cerveau. Elle est suspendue à une autre structure, l'hypothalamus, par la tige pituitaire.
- ♣ *Hypothalamus* : petite région située au cœur du cerveau, qui sert de pont entre le système nerveux autonome et le système endocrinien. Il est impliqué

dans la régulation de grandes fonctions comme la faim, la soif, le sommeil, la température corporelle, le comportement sexuel et les émotions.

- ♣ *Liquide amniotique* : au cours de la grossesse, le fœtus se développe dans la cavité utérine et baigne dans le liquide amniotique. Composé à 96 % d'eau, ce liquide en renouvellement constant contient des électrolytes, des éléments minéraux (sodium, potassium, calcium, oligoéléments, etc.), des acides aminés et des cellules fœtales.
- ♣ *Lithiase rénale* : les calculs rénaux, communément appelés « pierres aux reins », sont des cristaux durs qui se forment dans les reins et peuvent entraîner de très vives douleurs, des coliques néphrétiques.
- ♣ *Lithotripsie extracorporelle* : fragmentation des calculs par des ondes de chocs acoustiques créés par un générateur extra corporel.
- ♣ *Macrophages* : cellule du système immunitaire d'origine sanguine.
- ♣ *Microbiote intestinal humain* : anciennement appelé flore intestinale humaine, il est l'ensemble des micro-organismes (archées, bactéries, fungi et aussi virus) qui se trouvent dans le tractus digestif humain.
- ♣ *Miction* : action d'uriner, désigne l'élimination d'urine par la vidange de la vessie.
- ♣ *Néphron* : un néphron est constitué d'un glomérule et d'un tubule rénal. C'est l'unité fonctionnelle des reins, qui filtre le sang et le débarrasse de ses toxines,

de ses déchets et de ses sels minéraux excédentaires. On compte 1 million de néphrons par rein.

- *Ovule* : cellule sexuelle (ou gamète) produite par les femmes.
- *Pollakiurie* : désigne la nécessité d'uriner plus souvent qu'à l'habitude. Le volume d'urine à chaque miction est diminué, mais la quantité d'urine produite sur la journée demeure équivalente à la normale.
- *Potassium* : minéral essentiel au bon fonctionnement de notre organisme car il intervient dans de nombreuses fonctions vitales.
- *Prébiotique* : dans l'intestin, les probiotiques ont besoin de fibres pour se développer. Ces fibres qui stimulent sélectivement la croissance des lactobacilles et des bifidobactéries sont appelées prébiotiques.
- *Probiotique* : micro organismes présents dans la flore intestinale, le microbiote. Ce sont de « bonnes » bactéries qui ont un rôle majeur dans notre santé. Ceux ajoutés dans des aliments ou sous forme de compléments alimentaires sont le plus souvent inutiles.
- *Sel* : ce qu'on appelle le sel alimentaire (ou sel de table, ou sel de cuisine) est composé, pour environ 95 %, de chlorure de sodium (NaCl). Il contient à peu près 60 % de chlorure et 40 % de sodium. Dans un gramme de sel courant, il y a donc un tout petit peu moins de 400 mg de sodium.

- *Sodium* : le sodium est un minéral qui joue un rôle important dans l'état d'hydratation de l'organisme.
- *Surrénales* : les glandes surrénales sont situées au-dessus des reins. Elles sécrètent des hormones (cortisol, aldostérone, catécholamine) impliquées dans différents processus du corps humain.
- *Spermatozoïde* : gamète mâle, développé par les testicules.
- *Thorax* : le thorax s'étend de la racine du cou à la partie haute de l'abdomen. Il est séparé de l'abdomen par un muscle appelé diaphragme et il contient les principaux organes de la respiration et de la circulation, cœur et poumons.
- *Transplantation fécale* : la transplantation du microbiote fécal (TMF) consiste à administrer une préparation de matière fécale issue d'un sujet sain à un patient en vue d'exercer des effets thérapeutiques.
- *Trompes de Fallope* : au nombre de deux, les trompes de Fallope sont situées entre l'ovaire et l'utérus. Elles permettent à l'ovule fécondé par le spermatozoïde de rejoindre l'utérus pour s'y nicher.
- *Toxine* : substance toxique élaborée par un organisme vivant auquel elle confère son pouvoir pathogène.
- *Toxique* : produit ou substance nocifs pour l'organisme.
- *Tubule* : le tubule rénal est la deuxième partie du néphron, qui est l'unité fonctionnelle d'un rein où

s'élabore l'urine définitive à partir de l'urine brute ou primitive. Le passage par les tubules rénaux permet la réabsorption d'une grande partie de l'eau filtrée par le glomérule ainsi que la sécrétion et la réabsorption de certaines molécules.

♣ *Veines* : vaisseaux sanguins qui ont pour mission de ramener au cœur le sang chargé de gaz carbonique.

II

L'ionogramme urinaire et sanguin

L'ionogramme est le dosage de la concentration des différents électrolytes sanguins (les ions) comme le potassium, le calcium, le magnésium, les bicarbonates, le sodium ou le chlore dans le sang ou les urines.

La composition du sang est évaluée par l'ionogramme sanguin. Simple prise de sang, il n'est pas nécessaire d'être à jeun pour le réaliser. À l'état normal l'ionogramme sanguin est très stable et les concentrations des électrolytes ne varient que dans d'étroites limites.

- Sodium (natrémie) : 135-145 mmol/l (milli moles par litre)
- Potassium (kaliémie) : 3,5-4,5 mmol/l
- Calcium (calcémie) : 2,2-2,6 mmol/l
- Magnésium : 0,7-1 mmol/l
- Bicarbonates : 23-27 mmol/L

Cette stabilité du sang est nécessaire au bon fonctionnement des cellules. Par exemple, une hyper (excès) ou hypo (déficit) kaliémie devra être rapidement corrigée en raison du risque de trouble du rythme cardiaque.

L'ionogramme urinaire sera réalisé sur les urines des 24 heures ou un échantillon des urines du matin. Il permet d'avoir des données sur notre alimentation, en particulier pour le sel, les protéines et le calcium et l'état d'hydratation. Par exemple, la natriurèse, la quantité de sodium éliminée dans les urines, donne une indication précise sur la quantité de sel consommé.

Le sel est constitué de sodium et de chlorure. Un gramme de sel contient 400 mg de sodium. Si vous mangez 10 grammes de sel, c'est équivalent à 4 grammes de sodium.

Dans les urines, les concentrations des électrolytes fluctuent de façon permanente et large en fonction de l'alimentation, de l'environnement et du fonctionnement des organes. La natriurèse (sodium dans les urines) peut varier de zéro à plusieurs dizaines de milli moles. En situation de grande chaleur ou de diarrhée, la quantité de sodium dans les urines va diminuer pour garder le plus possible de cet électrolyte dans le corps et donc, dans l'ionogramme urinaire, sa concentration sera proche de zéro. À l'inverse, après un repas riche en sel, la quantité de sodium augmentera dans les urines.

III

Les hormones des reins et des surrénales

- La vitamine D est synthétisée sous l'action des rayons ultraviolets B au niveau des couches profondes de la peau. À cet endroit se trouve un précurseur, dérivé du cholestérol qui, sous l'action du rayonnement UVB, se transforme en vitamine D. La vitamine D passe ensuite dans la circulation sanguine qui la conduit au foie où se déroule sa première transformation. L'excédent de la synthèse est stocké au niveau des muscles et de la graisse en attendant être utilisé selon les besoins. Le reste de la production, toujours fixé sur un système de transport dans le sang, va jusqu'au niveau des reins où il est transformé en sa forme la plus active, le calcitriol.
- L'érythropoïétine connue pour son utilisation dans le dopage est produite essentiellement par les reins. Elle stimule au niveau de la moelle osseuse la production des érythrocytes (globules rouges) qui ont pour rôle de transporter les molécules d'oxygènes dans le sang. Depuis 1983, l'EPO est produite de manière industrielle en introduisant un

gène porteur de son ADN dans une cellule. Elle est extrêmement utile chez certains patients en particulier en oncologie et ceux insuffisants rénaux ou elle permet d'éviter les transfusions sanguines.

- L'aldostérone est une hormone sécrétée par la glande surrénale. Elle permet au rein de réabsorber le sodium et d'éliminer le potassium Elle joue un rôle capital dans le maintien de l'équilibre sodium-potassium de l'organisme et dans la régulation de la tension artérielle.
- La rénine est une enzyme sécrétée par une zone du rein située près des glomérules et nommée appareil juxtaglomérulaire. La rénine n'a pas d'effets physiologiques directs, mais elle fait partie de ce qu'on appelle le système rénine-angiotensine-aldostérone dont le rôle est majeur dans le contrôle de la pression artérielle.
- L'adrénaline, principale catécholamine, synthétisée dans la médullosurrénale (partie centrale de la glande surrénalienne), a un rôle de premier plan dans le fonctionnement du système nerveux sympathique qui a une action essentiellement excitatrice. Elle stimule l'appareil cardiovasculaire en entraînant une accélération du cœur, une hypertension artérielle et une vasoconstriction, (diminution de calibre des artères).
- Le cortisol est une hormone stéroïde produite à partir du cholestérol et sécrétée par les glandes

surrénales. Le cortisol joue plusieurs rôles dans l'organisme et participe notamment :

- o Au métabolisme des glucides, des lipides et des protéines
- o À la réaction anti-inflammatoire
- o À la régulation de la pression artérielle
- o À la croissance osseuse
- o À la réponse au stress : le cortisol est souvent surnommé l'hormone du stress. Son rôle est d'aider l'organisme à y faire face, en mobilisant l'énergie nécessaire pour nourrir les muscles, le cerveau et le cœur.

IV

Le sel dans les aliments

Aliments les plus riches en sodium
(400 mg de sodium représentent 1 g de sel)
Pour 100 g d'aliments :

- Viandes et poissons fumés : 2 000 à 10 000 mg de sodium
- Algues sèches : 5 000 mg
- Olives : 2 000 à 3 000 mg
- Charcuteries : 800 à 2 500 mg
- Cornichons, câpres : 1 200 à 1 600 mg
- Sauces industrielles : 1 000 à 1 500 mg
- Biscuits salés, saucisson : 1 000 mg
- Fromages : 400 à 2 000 mg
- Beurre 1/2 sel : 870 mg

La liste des aliments qui contiennent trop de sel est très longue, je citerai le pain, les charcuteries, les fromages, les poissons fumés, les saumures, le beurre salé, les poissons et légumes en conserve.

Le sel est aussi largement employé dans les plats cuisinés et les nombreux aliments prêts à l'emploi, dont notre consommation est en augmentation : quiches, pizzas et autres tartes salées, friands, crêpes salées, hamburgers, pommes de terre dauphines, poissons et viandes panés, terrines de poissons, sauces diverses (vinaigrette, mayonnaise, béarnaise…), ketchup, chips et biscuits apéritif, oeufs de lump, potages… Citons aussi la moutarde, la sauce de soja, les cubes (bouillons déshydratés), les cornichons. La forte présence de sel est nettement moins évidente dans des aliments à saveur plutôt sucrée, tels que les viennoiseries, certains biscuits, certaines céréales de petit-déjeuner. Sans oublier certaines eaux minérales gazeuses, naturellement très riches en sodium (Vichy Saint-Yorre, Vichy Célestins).

V

L'indice PRAL des aliments

Le potentiel acidifiant/alcalinisant des aliments

Aliments à indice PRAL négatif : Alcalinisants	Aliments à indice PRAL 0 : neutres	Aliments à indice PRAL positif : Acidifiants
Légumes : tous Herbes aromatiques, épices, piments, poivres Féculents : pommes de terre, châtaignes, patate douce, igname, manioc, banane plantain Légumineuses : haricots blancs, roses et rouges Fruits frais, cuits et secs, Fruits oléagineux : noisettes, noix de coco, noix de Macadamia Boissons : eaux du robinet, de source, minérales, thé, café, infusions, vin, bière, cacao	Lait, yaourt Huiles Sucre	Viandes, volailles, poissons, œufs, charcuteries Fromages Féculents : Céréales : blé, riz, sarrasin, épeautre sous forme de farine, semoule, pâtes, ou pain, viennoiseries, biscuits, pâtisseries Légumineuses : lentilles, pois chiches Fruits oléagineux : Noix, amandes, pistaches Graines de courge, tournesol Boissons : cola

VI

Le régime méditerranéen

- Cinq fruits et légumes soit 400 g par jour, si possible bios, locaux et de saison. Ne les remplacez pas des jus de fruits. Ils ont de nombreux inconvénients :
  - o Absorption trop rapide du sucre ajouté ou naturel qui déclenche un pic d'insuline et une prise de poids
  - o Contamination des jus par le plastique des bouteilles[1]
  - o Présence de pesticides, métaux lourds et arsenic en quantité inacceptables pour certaines marques en particulier dans de pays aux contrôles sanitaire inefficients
  - o Pollution de la planète par le plastique des bouteilles, leur fabrication et leur transport.
- Consommation de légumineuses trois fois par semaine, pour leur richesse en fibres (pois chiches, lentilles, haricots, fèves, soja, etc.).

1. *Consumer Reports*, janvier 2019.

- Consommation quotidienne de fruits à coque (noix, noisettes, amandes, etc.), par exemple 10 noix ou une poignée d'amandes par jour.
- Consommation quotidienne de céréales complètes. Notre blé est ultra-sélectionné et nous le mangeons en trop grande quantité. Il est préférable de limiter la quantité de céréales de blé, pour diminuer l'apport calorique et éviter l'intolérance au gluten. Je recommande de ne pas manger du pain tous les jours, d'en varier le genre (aux graines de lin, au seigle…), idéalement complet, au levain naturel et bio. On évitera les plats de céréales (pâtes, pizzas) servis avec du fromage ou de la crème, auxquels on préférera les légumes et autres ingrédients méditerranéens (huile d'olive, épices, etc.).
- Présence systématique d'herbes aromatiques et d'épices, pour le goût, le plaisir et leurs vertus thérapeutiques.
- L'huile d'olive est nécessaire pour ses saveurs exceptionnelles et ses effets bénéfiques sur la santé. Il faut lui associer l'huile de colza pour son apport en oméga 3. Les deux huiles peuvent, être associées pour l'assaisonnement des salades. L'huile d'olive sera extra-vierge et extraite à froid, non raffinée et ainsi plus riche en polyphénols.
- Consommation de produits de la mer, surtout de poissons gras (thons, sardines, maquereaux, daurades, bars), indispensables pour leur apport en minéraux, vitamines et oméga 3 (2 à 3 fois par semaine).

Les poissons congelés perdent 30 % de leur oméga 3 au bout de trois mois et 100 % au bout de 6 mois. Vérifiez la date de congélation de vos aliments.

- Consommation faible (deux fois par semaine maximum) de viande, en privilégiant la viande blanche pour éviter les acides gras saturés et les toxiques lies à l'élevage industriel. Privilégiez des viandes issues d'élevages traditionnels, en particulier dans des alpages, où les animaux sont élevés au grand air. On enlèvera le gras visible, ce sont les protéines qui nous intéressent dans la viande.
- Consommation modérée de produits laitiers (trois par jour, un produit laitier correspond à un yaourt ou un verre de lait ou 1/6 de camembert) et d'œufs. On évitera le lait entier, la crème et le beurre au-delà de 15 g par jour. Les œufs seront consommés à la place de la viande et non en plus, à raison de 3 à 4 par semaine maximum.
- Limitation des glucides, surtout les sucres simples et en particulier ceux raffinés.

VII
Les graisses

Le cholestérol est un composant des lipides (les graisses). Il est transporté dans le sang par des lipoprotéines, les LDL et les HDL.

Les LDL (Low Density Proteins) permettent le transport du cholestérol du foie vers les organes où il est nécessaire pour le fonctionnement des cellules. En excès, ce LDL cholestérol s'accumule dans les artères et les bouchent. Il est considéré comme le « mauvais » cholestérol. Son taux est diminué par les statines qui ainsi protègent contre les dépôts de graisse sur les parois des artères.

Les HDL (High Density Lipoproteins) acheminent le cholestérol en sens inverse. Elles permettent d'empêcher l'accumulation du cholestérol dans les parois des artères, c'est le « bon » cholestérol.

Les acides gras sont des lipides. Ils constituent une source d'énergie pour l'organisme. Suivant le nombre de doubles liaisons dans leur structure, ils sont classés en « saturés » (pas de doubles liaisons) ou en « insaturés » (au moins une double liaison).

Le nombre de doubles liaisons permet de les qualifier : « mono-insaturés » avec une double liaison, ou « polyinsaturés » avec au moins deux doubles liaisons. Par exemple, un oméga 3 est un acide gras polyinsaturés qui a quatre doubles liaisons, dont la première est en position 3 sur la chaine carbonée.

Les acides gras saturés se trouvent principalement dans les graisses d'origine animale (beurre, crème, fromage, viande) et dans certaines huiles, comme l'huile de palme ou l'huile de coco. Ils contribuent à augmenter le taux de cholestérol dans le sang et favorisent les dépôts dans les artères – et donc les maladies cardiovasculaires. Il vaut mieux en limiter les apports.

Les acides gras mono-insaturés (une seule double liaison) se rencontrent principalement sous la forme d'acide linoléique ou oméga 9 (une seule double liaison en position 9). Ils contribuent à prévenir les maladies cardiovasculaires en réduisant les taux de LDL cholestérol. On les trouve dans les graisses végétales (huile d'olive, d'arachide, de sésame…), dans les oléagineux (noisettes, noix de cajou, noix de macadamia…), dans la viande, et dans certains fruits gras comme l'avocat ou l'olive.

Les acides gras polyinsaturés (deux doubles liaisons ou plus) ne peuvent pas être synthétisés par l'organisme ; ils sont donc appelés « essentiels », et ils doivent être apportés par l'alimentation. Ce sont essentiellement les oméga 6 (acide linoléique) et les (fameux) oméga 3 (acide alpha linoléique).

Les omégas ont des propriétés majeures sur la santé. Il est essentiel de trouver un juste équilibre entre la consommation d'oméga 3 et celle d'oméga 6. On préconise un rapport oméga 6/oméga 3, ce qui est loin d'être le cas avec notre alimentation actuelle, se situant entre 1/1 (idéal) et 5/1.

Les acides gras Trans sont aussi des acides gras polyinsaturés, mais différents dans leur structure. L'expression « Trans » ne signifie donc pas ici « transgénique » ni « transformé ». Ces acides gras sont associés à une augmentation du risque cardiovasculaire, en particulier pour ceux qui sont produits par la transformation. Leur consommation doit être réduite. Ils sont soit naturels, soit formés lors de la cuisson des huiles végétales à haute température, que ce soit au cours de procédés industriels de transformation ou lors de l'utilisation domestique.

Les acides gras Trans naturels sont produits dans les estomacs des ruminants par les bactéries qui y résident. Ils sont stockés dans les graisses de ces animaux, et on les retrouve donc dans la viande et les produits laitiers.

D'autres acides gras Trans sont d'origine industrielle. Ils sont produits par exemple par l'hydrogénisation des huiles végétales, qui a pour but une meilleure conservation et leur stockage, rendant les huiles moins sensibles à l'oxydation. C'est un très bel exemple de production d'un composé toxique à seule fin de conservation, et donc d'optimisation des profits, sans tenir compte de la santé. On les retrouve dans de nombreux produits transformés industriellement : pizzas, quiches, viennoiseries, biscuits…

VIII
Mieux dormir

Il faut réapprendre à bien dormir comme nous l'avons acquis dans notre enfance. L'enfant est couché à la même heure tous les soirs avec un rituel avant de s'endormir (lecture d'une histoire, jeux calmes, ni télévision ni écrans…), la lumière est tamisée. À force de repères, le coucher devient une habitude, un automatisme. L'enfant apprend également à reconnaître les signes avant-coureurs du sommeil : s'il se frotte les yeux, s'il frissonne et se plaint du froid, c'est qu'il est l'heure de se glisser dans son lit, son endormissement sera alors rapide. À l'âge adulte ce n'est pas différent, ne vous forcez pas à rester éveillé.

Si cela ne suffit pas, voici différents conseils pour mieux retrouver le sommeil :

La réalisation d'un agenda de sommeil pendant quinze jours peut vous aider à prendre conscience de vos mauvaises habitudes. Il suffit de noter tous les jours l'heure de coucher, d'endormissement et de réveil. On ajoute également le nombre et la durée des réveils nocturnes, des siestes dans la journée et des moments de somnolence. Cela permet de mettre en évidence une restriction de sommeil qui peut expliquer une somnolence la journée ou de mauvaises habitudes, telles que des rythmes de sommeil irréguliers ou des siestes trop longues ou à des horaires inappropriés. Cela apprend aussi à mieux connaître ses besoins et ses rythmes veille-sommeil.

Garder votre rythme de sommeil et de réveil de la semaine lors du week-end est une bonne idée. Rester éveillé jusque tard ou faire la grasse matinée peut bouleverser votre horloge naturelle de la même façon qu'un voyage à l'étranger.

Un tiers des Français dort insuffisamment la semaine et essaye de rattraper ce manque le week-end, or on ne peut récupérer en deux jours le retard accumulé dans les cinq jours précédents. De plus, ces ruptures de rythme se traduisent par des perturbations défavorables des taux d'insuline (hormone de régulation du sucre) et de triglycérides (graisse) dans le sang, et par un risque accru d'obésité. Garder aussi une certaine régularité dans votre heure de sommeil et de réveil toute la semaine, plus ou moins de vingt à trente minutes.

En cas de réveil nocturne, ne restez pas dans votre lit éveillé plus de dix minutes. Asseyez-vous dans votre fauteuil et retournez au lit avec les premiers signes de la somnolence.

Si votre sommeil est perturbé, évitez les siestes, en particulier de plus de trente minutes. Elles vont diminuer votre besoin de sommeil, le fragmenter et être sources d'insomnie. À l'inverse, des siestes courtes (quinze-vingt minutes), en l'absence de troubles du sommeil, ont des effets favorables sur la santé.

Évitez les rappels. Le sommeil gagné entre les bips de votre alarme n'est pas de grande qualité. Le bouton « rappel » (qui sert à reporter l'alarme) dérange le sommeil paradoxal, ce qui peut vous faire sentir plus léthargique que lorsque vous vous réveillez au milieu d'autres stades du sommeil. Programmez votre alarme pour une heure un peu plus éloignée et brisez votre cycle du « rappel ».

L'utilisation massive des écrans de toutes sortes a des conséquences néfastes sur la qualité de notre sommeil et retarde l'endormissement. En effet, la lumière générée par ces écrans, notamment la lumière bleue, perturbe la sécrétion de la mélatonine. D'un point de vue comportemental, l'interconnexion et les sollicitations tardives (textos, mails…) repoussent l'heure de coucher. Cette attitude est particulièrement préoccupante chez certains adolescents, population dont le besoin en sommeil est accru et qui a déjà physiologiquement tendance à se coucher tard. Ils peuvent retarder de plus en plus leur heure d'endormissement, mais dans l'impossibilité durant la semaine de se lever plus tard le lendemain pour compenser. Il est donc essentiel de « se déconnecter » deux-trois heures avant l'heure d'endormissement souhaitée.

Le bruit peut être très perturbant pour votre sommeil, supprimez-le dans la mesure du possible. N'hésitez pas à utiliser des boules Quies.

La diminution de la température corporelle joue un rôle dans l'endormissement et le maintien du sommeil. Toutes les mesures favorisant ce processus sont donc conseillées : réguler la température d'une pièce autour de 18°-20°, ne pas prendre de bain chaud le soir, ne pas manger trop gras. Certes, ce n'est guère sexy, et encore, elles peuvent être multicolores, mais n'hésitez pas à porter des chaussettes pour réchauffer vos extrémités.

La chambre à coucher doit devenir un lieu sanctuarisé, c'est-à-dire dévolu au sommeil et à l'intimité, ce qui inclut d'enlever la télévision de sa chambre. Même une lueur la plus infime – comme celle d'un réveil digital – peut être un parasite pour vos yeux fermés. Si vous ne pouvez pas occulter toutes les sources de lumière, utilisez un masque pour les yeux. Baissez la lumière et éteignez tous vos appareils (Smartphone, ordinateur, télévision, dont aucun n'a sa place dans une chambre à coucher) environ soixante minutes avant d'aller dormir.

L'activité physique régulière favorise le sommeil. Néanmoins, pour favoriser l'endormissement, la pratique d'une activité sportive et l'exposition à la lumière doivent avoir lieu, au mieux, le matin et au plus tard trois heures avant d'aller se coucher. Une exception : la sexualité est l'un des meilleurs remèdes aux troubles du sommeil.

On privilégiera aussi un temps de détente au calme, le soir, avant le coucher, pour faciliter l'endormissement. Les tracas du quotidien et l'organisation de la journée du lendemain seront gérés en première partie de soirée, et pas avant d'aller se coucher.

Respecter quelques règles d'hygiène alimentaire va grandement vous aider à mieux dormir :

- Votre corps n'est pas censé digérer pendant le sommeil, c'est pourquoi un gros repas juste avant d'aller se coucher peut vous garder éveillé la nuit. Si vous devez manger tard, optez pour quelque chose de plus léger. Au mieux, prenez un repas très léger quarante-cinq minutes avant de vous endormir.
- Les excitants tels que café, thé, cigarette... ne doivent pas être pris en trop grande quantité, pas après 18 heures et surtout pas la nuit. La nicotine, comme la caféine, est un stimulant, et peut de ce fait vous maintenir éveillé la nuit. Les fumeurs sont quatre fois plus à même de se sentir fatigués quand ils se réveillent que les non-fumeurs. La caféine est présente de façon naturelle dans le thé, le café et le chocolat, mais est aussi cachée dans de nombreuses boissons, lisez attentivement les notices et évitez-les.
- Même si cela peut aider à s'endormir, lorsque l'effet de l'alcool s'estompe plus tard dans la nuit, vous êtes plus susceptible de vous réveiller plusieurs fois dans la nuit. Donc l'alcool n'est pas une solution pour gérer vos troubles du sommeil !
- Éviter de boire abondamment juste avant de dormir, sauf indication particulière (lithiase rénale).

– Les aliments riches en tryptophane[1] favorisent la libération de mélatonine, donc le sommeil.
– À l'inverse, certains aliments doivent être évités en fin de journée :
  • tous les aliments qui risquent de provoquer des brûlures d'estomac.
  • céleri, concombre, radis, melon, du fait de leur richesse en eau, peuvent vous donner envie d'uriner au milieu de la nuit.
  • les tomates sont riches en tyramine, un acide aminé qui va stimuler la libération de norépinephrine, un stimulant de l'activité cérébrale, évitez-les pour le dîner.
  • les bonbons et autres aliments très sucrés vont élever votre taux de sucre dans le sang et faire libérer de l'insuline, ce qui va perturber votre sommeil.
  • les boissons riches en bicarbonate et les sodas.
  • le brocoli, le chou-fleur, les choux de Bruxelles et le chili con carne se digèrent très lentement, les fibres vont faire travailler votre corps toute la nuit. De plus, ils contiennent un sucre non absorbable qui produit une large quantité de gaz qui peuvent se révéler très inconfortables. Ne les consommez pas le soir si vous avez un sommeil difficile.

Le yoga, la méditation ou même la prière sont des techniques efficaces pour amener votre esprit à s'apaiser. Ces activités peuvent vous aider à ralentir votre respiration et les battements de votre cœur et à vous assoupir plus tôt. On peut aussi, tout simplement, faire des exercices de respiration lente et profonde

En cas de voyage à l'étranger, notre corps est soumis au décalage horaire. Cela peut entraîner des troubles de régulation de la température avec des frissons et des bouffées de chaleur, des troubles digestifs, de type nausée, ballonnements, des troubles psychiques, anxiété, troubles de l'attention… Pour les éviter, il est recommandé de bien s'hydrater, de s'abstenir d'alcool et de café, de mettre sa montre à l'heure d'arrivée et d'accepter les synchronisateurs externes. En cas de voyage vers l'ouest, on note plutôt un endormissement précoce, une somnolence en fin d'après-midi et un réveil précoce. Il convient donc de s'exposer à la lumière, de réaliser de l'exercice physique le soir et d'être au calme et avec des lunettes de soleil le matin. Pour les voyages vers l'est, on note surtout un endormissement tardif avec des difficultés pour se lever et des réveils nocturnes et une somnolence le matin. Il convient donc de mettre des lunettes de soleil et d'être au calme le soir et de s'exposer à la lumière et réaliser de l'exercice physique le matin.

Certains arômes, en particulier la lavande, ont des bienfaits démontrés sur le sommeil profond. Vous pouvez les essayer sous forme d'huiles essentielles ou par des massages.

Environ dix millions de Français ronflent de manière régulière. Si les ronflements dérangent à coup sûr le sommeil du partenaire, ils perturbent aussi le sommeil du ronfleur, ce qui provoque plus de somnolence pendant la journée. Des astuces simples peuvent vous aider à les contrôler : dormir sur le côté plutôt que sur le dos, éviter l'alcool avant de se coucher et perdre du poids. L'on peut ainsi s'aider d'une balle de tennis qu'on aura placée dans la poche avant d'un vieux t-shirt, qui sera ensuite porté devant derrière afin que le sommeil sur le dos devienne inconfortable et vous force à rester sur le côté. Jouer d'un instrument à vent peut être utile pour arrêter de ronfler. L'exercice permet de renforcer ses muscles respiratoires avec, pour résultat, des nuits plus silencieuses.

Attention, il est possible que vos ronflements soient un signe d'apnée du sommeil (SAHOS), un trouble potentiellement dangereux où l'on arrête de respirer par brefs intervalles, parfois jusqu'à cent fois par heure ! Il existe des règles de prévention hygiéno-diététiques qui permettent de l'améliorer. L'un des premiers objectifs est, j'insiste, la perte de poids qui permet de réduire l'infiltration des tissus du fond de la gorge par la graisse. Il faut éviter la position sur le dos qui favorise très nettement la survenue des événements respiratoires. Les somnifères, en particulier les benzodiazépines, doivent être proscrits, car ils peuvent augmenter tous les événements respiratoires. Si ces mesures sont insuffisantes, le traitement de référence reste la machine à pression positive continue qui permet de réouvrir le fond de la gorge en insufflant de l'air en continu avec une pression positive. L'efficacité de cette machine est souvent spectaculaire. Certains patients voient leur qualité de vie nettement augmenter : la somnolence disparaît, le sommeil est plus récupérateur, avec un regain d'énergie et une amélioration de la fatigue.

IX

Les aliments riches en phosphore

Par ordre décroissant : les fromages, les poissons (surtout la laitance et les œufs de poissons), et fruits de mer, les graines et les fruits à coque, la viande (surtout le foie) et les œufs, les légumes secs, le quinoa.

Pour 100 g d'aliments :

- Fromages : 140 à 600 mg
- Soja : 580 mg
- Légumes secs : 400 mg
- Fruits secs : 400 à 470 mg
- Chocolat : 400 mg
- Riz : 300 mg
- Pâtes : 165 mg
- Viandes et poissons : 170 à 200 mg
- Œuf : 200 mg
- Vin : 200 mg
- Pain : 90 mg
- Cola : 80 mg
- Bière : 70 mg
- Fruits et légumes : 10 à 35 mg

X
Quelle nutrition selon le type de lithiase ?

Pour les lithiases oxalo-dépendantes, qui sont les plus fréquentes, (70 %) je vous recommande de :

- Limiter les protéines, sucres et gras pour diminuer la fabrication des oxalates
- Augmenter les apports en citrates par la réduction des protéines et l'augmentation des végétaux
- Maintenir des apports normaux en calcium : 900-1000 mg/j. Les produits laitiers sont indispensables pour une nutrition équilibrée. Les apports doivent être maintenus entre 2 et 3 produits laitiers par jour, en considérant qu'un yaourt, un morceau de fromage de 30 g ou un verre de lait (120 ml) représente une part de calcium chacun.

Pour les lithiases d'acide urique qui cristallisent en milieu acide, il faut consommer des boissons (Salvetat, eaux citronnées) et des aliments alcalinisants (légumes verts, pommes de terre, fruits) et limiter les aliments acidifiants (viandes, poissons, œufs, fromages, céréales, pain).

XI

Comment évaluer la fonction rénale[1]

La créatinine est issue de la dégradation de la créatine, elle-même synthétisée par le foie et stockée dans les muscles où elle joue un rôle important dans la production d'énergie. L'utilisation de la créatine par les muscles produit des déchets, le plus notable étant la créatinine. Celle-ci est transportée par le sang, filtrée par les reins et éliminée dans les urines. La valeur de créatinine dans le plasma est inversement liée à la fonction rénale. Plus la fonction rénale est altérée, plus la créatininémie augmente. La créatininémie en tant que telle est donc un marqueur imparfait de la fonction rénale. Les valeurs considérées comme « normales » sont habituellement situées :

- ➢ Entre 50 et 90 µmol/L chez la femme ;
- ➢ Entre 80 et 115 µmol/L chez l'homme.

La valeur de créatinine dans le plasma dépend aussi de la production musculaire de créatinine. Une personne avec une masse musculaire importante peut avoir une valeur de créatininémie élevée sans avoir d'insuffisance rénale. Inversement, une personne

1. CUEN.

âgée dénutrie ou une personne avec anorexie mentale peut avoir une créatininémie normale avec une réelle insuffisance rénale. Pour faire de la créatininémie un marqueur spécifique de la fonction rénale, indépendant de la masse musculaire, on l'utilise dans des formules mathématiques qui estiment la valeur du débit de filtration glomérulaire (DFG) qui est le volume de liquide filtré par le rein par unité de temps.

Ces formules incluent, outre la créatininémie, certains paramètres anthropométriques (âge, sexe, ethnie).

➢ La formule MDRD (Modification of Diet in Renal Disease Study) simplifiée
➢ La formule CKD-EPI

Cela permet de classer les néphropathies en 5 stades

• Stade 1 : maladie rénale chronique (sang ou albumine dans les urines) sans insuffisance rénale	DFG ≥ 90 ml/mn
• Stade 2 : insuffisance rénale chronique minime	DFG entre 89 et 60 ml/mn
• Stade 3 : insuffisance rénale chronique modérée	DFG entre 59 et 30 ml/mn

• Stade 4 : insuffisance rénale chronique sévère	DFG entre 29 et 15 ml/mn
• Stade 5 : insuffisance rénale chronique terminale	DFG < 15 ml/mn

XII

Les maladies rénales[1]

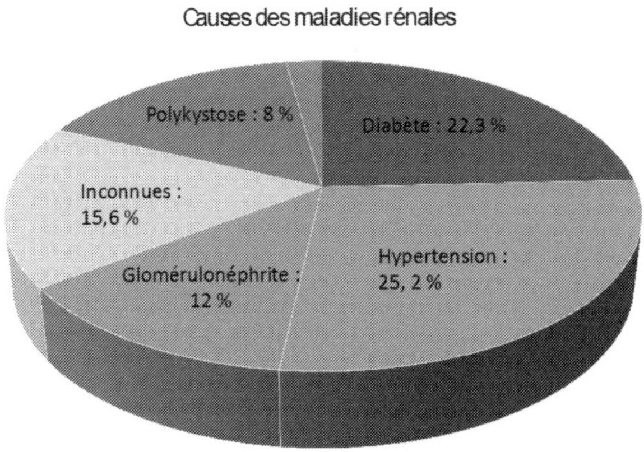

Polykystose : maladie rénale génétique ; Glomérulonéphrites primitives : maladies inflammatoires des glomérules sans causes reconnues ; Pyélonéphrite : infection au niveau des reins.

⇨ Maladie rénale génétique :
De nombreuses anomalies génétiques peuvent abîmer les reins. Les plus fréquentes sont la polykystose rénale et le syndrome d'Alport.

1. Source INSERM, CUEN.fr et francerein.org.

La maladie polykystique (polykystose) représente 8 % des insuffisances rénales chroniques. Elle est caractérisée par le développement de nombreux kystes dans les deux reins et moins souvent dans le foie. Des kystes peuvent être observés dans de nombreux autres organes, mais sans conséquence. C'est une maladie héréditaire qui touche les deux sexes. Elle peut évoluer à l'âge adulte vers l'insuffisance rénale chronique. Certaines polykystoses n'atteignent jamais le stade de l'insuffisance rénale chronique terminale.

Le syndrome d'Alport est une maladie héréditaire caractérisée par des anomalies de la composition biochimique de la membrane basale du glomérule entraînant un défaut de filtration. L'association de troubles auditifs, voire oculaires et d'une insuffisance rénale surtout chez le garçon doit faire penser à cette maladie.

⇨ Les maladies auto-immunes :

Diabète de type 1, sclérose en plaques, polyarthrite rhumatoïde, spondylarthrite ankylosante, psoriasis, lupus érythémateux disséminé, vitiligo, maladie de Crohn, syndrome de Guillain-Barré… Ces maladies apparemment bien différentes ont un point commun : elles sont dues à un dérèglement du système immunitaire qui se met à « attaquer » l'organisme qu'il doit normalement protéger. Les maladies auto-immunes sont liées à une agression de notre corps par notre propre immunité qui ne nous reconnaît plus.

⇨ Infectieuses : les virus, les bactéries peuvent induire des maladies rénales qui peuvent toucher toutes les structures du rein.

⇨ Liées à un cancer : les cancers solides ou du sang peuvent être associés à des maladies rénales qui peuvent concerner toutes les structures du rein : glomérulonéphrites, infiltration du rein par le cancer, syndrome hémolytique et urémique. Une évaluation du rein sera systématique lors du bilan initial et de la surveillance d'un cancer.

⇨ Métabolique : les maladies rénales métaboliques sont liées au diabète, à l'hypertension à l'obésité et aux graisses en excès dans le sang. Elles vont détruire les différentes structures du rein en particulier les glomérules et les artères. En forte croissance elle représente 50 % des cause de dialyse aux USA et 30 % en Europe et rien ne vient stopper leur fulgurante ascension.
Le diabète est une véritable épidémie mondiale qui concerne 500 millions de personnes. Logique avec la malbouffe, la colère, le désamour, le stress et la sédentarité qui sont notre quotidien. C'est devenu la première cause de dialyse.

⇨ Idiopathiques (sans cause décelable) : parfois, la cause de la maladie rénale n'est pas retrouvée. C'est le cas de la plupart des glomérulonéphrites, les maladies inflammatoires des glomérules.

XIII

La prostate

Le jet faible, le besoin d'uriner impérieux et la vessie qui se vide mal sont des signes que la prostate bloque le passage des urines.

Située sous la vessie, elle entoure le canal de l'urètre qui va conduire l'urine de la vessie vers l'extérieur. Elle agit comme un sphincter, et évite les fuites. D'ailleurs, si on l'enlève pour un cancer il y a un risque d'incontinence urinaire. Lorsqu'elle grossit elle va appuyer sur le canal de l'urètre et bloquer les urines. Normalement de la taille d'une prune[1] elle peut augmenter de volume à cause d'un cancer ou d'un adénome, une tumeur bégnine.

Pour faire la différence entre ces deux problèmes, l'on va utiliser le toucher rectal, le dosage des PSA, l'échographie, l'IRM et les biopsies prostatique. C'est essentiel les traitements sont différents.

La prostate est juste devant le rectum et avec un doigt dans le derrière on peut la sentir, cela s'appelle un toucher rectal. Un adénome de la prostate, une tumeur

1. Volume estimé à 20 cm^3 environ.

bégnine, est souple et indolore. Un cancer sera dur, irrégulier et parfois sensible. Entre de « bons doigts », c'est un examen très sensible.

Le PSA (Prostate Specific Antigen ou antigène spécifique de la prostate) est une molécule, sécrétée par la prostate, dont le taux dans le sang dépend de son volume. Plus la prostate est rondelette et plus les taux sont élevés. Un résultat élevé à ce test ne signifie pas automatiquement qu'il existe un cancer. Il peut correspondre à une hypertrophie de la prostate, une inflammation ou une infection de la prostate. L'IRM et les biopsies ne seront faites que s'il y a une suspicion de cancer.

L'adénome est une grosseur bénigne sur la prostate, très fréquente. 50 % des hommes auront un jour un adénome de la prostate, et 10 % devront se faire opérer. Les autres seront soulagés par des médicaments[1] qui visent à débloquer le sphincter prostatique. La principale complication de cette intervention est l'éjaculation

1. Les alpha-bloquants sont utilisés pour détendre les muscles de la vessie, de l'urètre et de la prostate et faciliter le passage de l'urine. L'effet indésirable le plus fréquent est l'hypotension orthostatique. Le risque est surtout important les premiers jours de traitement, le temps que l'organisme s'adapte au médicament. Des troubles de l'éjaculation, dont l'absence d'émission de sperme (anéjaculation), peuvent survenir. Les Inhibiteurs de la 5-alpha-réductase réduisent la production de dihydrotestostérone. La 5-alpha-réductase est une hormone qui convertit la testostérone en son métabolite actif, la dihydrotestostérone. On observe une diminution du volume de la prostate d'environ 25 à 30 %. Ces médicaments engendrent des troubles érectiles chez environ 4 % des hommes.

rétrograde[1]. Cela veut dire qu'elle va partir en arrière et que les spermatozoïdes ne pourront plus sortir vers l'extérieur, dans le vagin, lors de l'éjaculation. Ce n'est pas grave en dehors de l'impossibilité d'avoir des enfants et d'une sexualité sans éjaculat. L'incontinence et l'impuissance sont exceptionnelles

Le cancer de la prostate[2] se développe à partir de cellules initialement normales qui se transforment et se multiplient de façon anarchique, jusqu'à former une tumeur maligne. Le diagnostic sera porté avec l'aide de l'IRM et des biopsies prostatiques.

C'est le plus fréquent des cancers et la 3e cause de décès par cancer chez l'homme. Un homme sur 7 en recevra le diagnostic, une fois sur deux après 75 ans. Les antécédents familiaux, les origines afro-antillaises et probablement l'utilisation de pesticides (notamment la chlordécone) constituent des facteurs de risque de ce cancer.

Aux Antilles françaises, l'incidence du cancer de la prostate et sa mortalité sont plus élevées qu'en France métropolitaines, à l'inverse de toutes les autres localisations des cancers. Cela est en lien avec l'origine ethnique africaine de la majorité de cette population insulaire et très probablement la pollution environnementale au chlordécone. Qui touche 90 % des adultes.

1. L'éjaculation rétrograde est fréquente et les fuites urinaires très peu fréquentes après cette intervention.

2. INCA, Ligue contre le cancer, Urofrance, Passeportsanté

L'adénocarcinome qui représente environ 95 % des cas de ces cancers évolue très lentement et la grande majorité des hommes chez qui l'on détecte ce cancer mourront d'une autre cause. Souvent, la tumeur demeure localisée dans la prostate et a des effets limités sur la santé, provoquant parfois des troubles urinaires ou érectiles. Le cancer de la prostate est de bon pronostic : la survie à 5 ans s'est améliorée de façon spectaculaire, passant de 70 % pour les cas diagnostiqués en 1990 à 90 % en 2002.

Le traitement, qui sera personnalisé, pourra comporter une prostatectomie radicale, une radiothérapie et/ou une hormonothérapie. Les immunothérapies en cours d'évaluation semblent très intéressantes dans les cancers de la prostate agressifs. La prostatectomie consiste en l'ablation chirurgicale de la prostate et des vésicules séminales. L'incontinence urinaire et la dysfonction érectile sont les deux complications fréquentes après cette intervention. L'impuissance peut s'améliorer jusqu'à 18 mois après l'intervention et elle est moins fréquente avec la chirurgie robotique. L'incontinence urinaire, fréquente en post-opératoire, s'améliore dans les semaines qui suivent. Plus de 90 % des patients n'ont pas besoin de protection (couches) à 1 an de la prostatectomie.

Les essais de prévention du cancer de la prostate par le sélénium, la vitamine E ou l'aspirine ont été au mieux inefficaces. Il existe un risque que les compléments alimentaires en sélénium augmentent le risque de cancer de la prostate.

XIV

La dialyse

La dialyse assure l'épuration de l'organisme à la place du rein, mais ne remplace pas ses autres fonctions. Seule la transplantation rénale est capable de remplacer toutes les fonctions du rein. Il existe deux techniques de dialyse : l'hémodialyse et la dialyse péritonéale.

L'hémodialyse permet une épuration du sang en trois séances de 4 heures, par semaine. L'hémodialyse est un système qui épure le sang en éliminant de nombreuses petites molécules et extrait l'eau en excès. On fait circuler le sang au contact d'une fine membrane qui ressemble à une feuille de cellophane ou de plastique percée de trous microscopiques à travers lesquels vont passer de l'eau et des petites molécules. Pour obtenir une diffusion à partir du sang du patient, il est nécessaire de faire circuler un liquide (le dialysat) de l'autre côté de la membrane. C'est de l'eau dans laquelle ont été rajoutées des molécules comme du sodium, du calcium et quelques autres molécules qui ne doivent pas sortir du sang. En effet, si on faisait circuler de l'eau pure, des quantités énormes de ces molécules sortiraient et cela déséquilibrerait la composition du sang de façon dangereuse.

Elle se déroule à domicile ou dans une structure de dialyse. La dialyse est associée à des contraintes, notamment celles de se soumettre aux séances de dialyse et à un régime alimentaire strict, limité notamment en apports d'eau, de sel, de potassium et de phosphore. Elle sera nécessaire lorsque le débit de filtration glomérulaire (DFG) est inférieur à 10 ml/mn/1,73 m^2.

Le sang passe à l'extérieur du corps à travers le dialyseur, et revient « nettoyé » dans le corps.

Les veines superficielles n'ont pas un débit suffisant pour permettre l'hémodialyse. Pour cette raison, le chirurgien doit créer, sous anesthésie locale, une fistule artérioveineuse. Il s'agit de relier une veine à une artère proche, de telle sorte qu'une partie du sang artériel soit détournée dans la veine. Celle-ci va se dilater, sous l'effet de la pression du sang, et assurer un débit sanguin suffisant pour être facilement « piquable ». On choisit le plus souvent une veine de l'avant-bras ou du bras.

Lorsqu'il n'existe pas de fistule artério-veineuse utilisable pour réaliser l'hémodialyse, il est possible de poser, sous anesthésie locale, un cathéter (sorte de tuyau en matière plastique souple) dans une grosse veine. Il peut être utilisé immédiatement pour réaliser la dialyse et rester en place de quelques heures à plusieurs mois selon le type. Il est placé en général dans un gros vaisseau du cou.

La dialyse péritonéale est une technique d'épuration extrarénale, réalisée à domicile où dans un substitut du domicile par la personne elle-même, après une formation à la technique ou par un tiers.

La dialyse péritonéale utilise comme filtre le péritoine, membrane naturelle formée de deux feuillets, qui tapisse la paroi abdominale et enveloppe les organes situés dans l'abdomen (foie, intestins, etc.).

Pour utiliser le péritoine comme filtre, il faut créer un abord péritonéal. Il est nécessaire pour cela d'introduire chirurgicalement, dans la cavité péritonéale, sous anesthésie locale ou générale, un petit tuyau en plastique très souple appelé « cathéter ». Le cathéter sort en partie à l'extérieur du ventre. Il ne risque pas de se déplacer ni de tomber lorsque l'on bouge, car il est fixé à l'intérieur de l'abdomen. Il ne fait pas mal et ne gêne pas les mouvements. À son extrémité, on adapte une tubulure permettant de faire la dialyse.

Table des matières

Composition et mise en pages
Nord Compo à Villeneuve-d'Ascq

Achevé d'imprimer en septembre 2019
sur les presses de Normandie Roto Impression s.a.s.
61250 Lonrai (Orne)

PAPIER À BASE DE
FIBRES CERTIFIÉES

Fayard s'engage pour
l'environnement en réduisant
l'empreinte carbone de ses livres.
Celle de cet exemplaire est de :
1,100 kg éq. CO_2
Rendez-vous sur
www.fayard-durable.fr

10-3875-6/01
N° d'impression : 1903835
Dépôt légal : octobre 2019

Imprimé en France